Tim Peters

Macht im Kommunikationsgefälle: der Arzt und sein Patient

Forum für Fachsprachen-Forschung
Hartwig Kalverkämper (Hg.)

Band 82

Tim Peters

Macht im Kommunikationsgefälle: der Arzt und sein Patient

Frank & Timme
Verlag für wissenschaftliche Literatur

ISBN 978-3-86596-181-5
ISSN 0939-8945

Herstellung durch das atelier eilenberger, Leipzig.
Printed in Germany.
Gedruckt auf säurefreiem, alterungsbeständigem Papier.

www.frank-timme.de

Für meine Eltern

und Maike

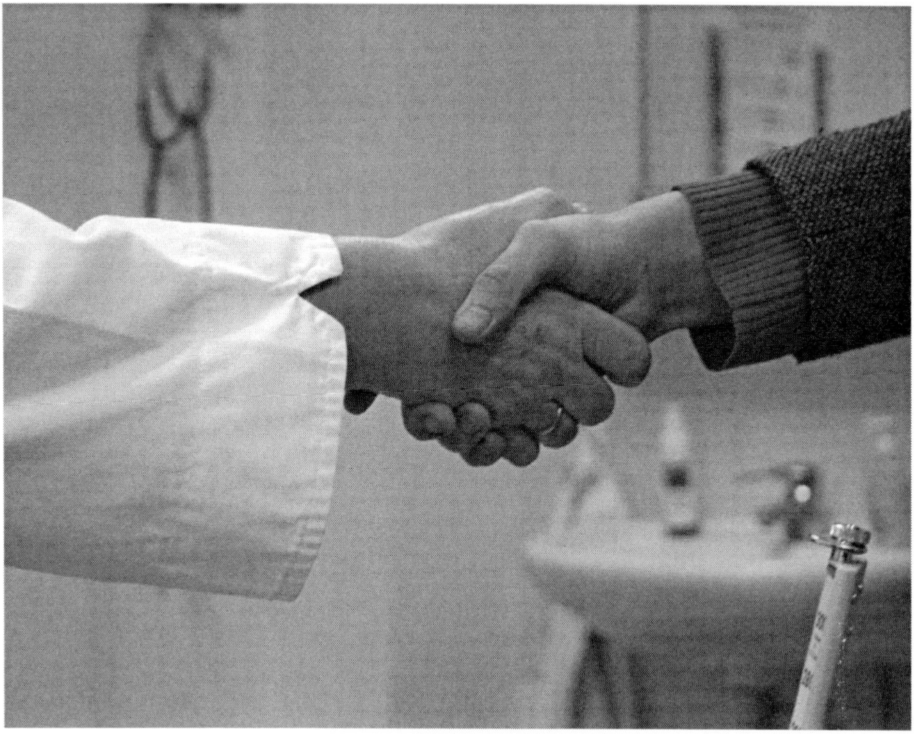

Inhaltsverzeichnis

0. Vorwort 13

1. Vorbemerkungen 15

2. Eine linguistische Annäherung an den Begriff der Macht 18

2.1. Allgemeines 18

2.2. Sprachwissenschaftliche Grundlagen 19

2.2.1. Theoretisches Umfeld 20
2.2.1.1. Einfluss 21
2.2.1.2. Asymmetrie 22
2.2.1.3. Hierarchie 23
2.2.1.4. Dominanz 24
2.2.2. Linguistische Machtkonzepte 25

2.3. Die Critical Discourse Analysis (CDA) 30

2.3.1. Hintergründe 31
2.3.2. Machtkonzepte 33

2.4. Zwischenfazit 37

2.5. Der Versuch einer Kategorisierung 38

2.5.1. Grundlagen 38
2.5.2. Sprachliche Erscheinungsformen von Macht 41

3. Medizinische Kommunikation 48

3.1. Grundsätzliches 48

3.2. Historische Genese 50

3.2.1. Geschichtliches 50
3.2.2. Jüngste Entwicklungen 52

3.3. Rahmenbedingungen 54

3.3.1. Medizinische Institutionen 56
3.3.1.1. Kontextfaktoren 58
3.3.1.1.1. Der Ort 58
3.3.1.1.2. Die Zeit 60
3.3.1.1.3. Das Thema 61
3.3.1.1.4. Kommunikative Konsequenzen 63
3.3.2. Rollenbilder 64
3.3.2.1. Der Arzt: Experte und Status 65
3.3.2.2. Der ‚devote' Patient? 68
3.3.2.3. Gegenseitige Rollenwahrnehmung 70
3.3.3. Wissen und Versprachlichung 72
3.3.3.1. Expertenwissen und Fachsprache 73
3.3.3.2. Patientenwissen und Laiensprache 76
3.3.3.3. Grundsätze des Wissenstransfers 79
3.3.3.4. Die Rolle ärztlicher Fragen 81
3.3.3.5. Abschließendes 83

3.4. Gesprächsstrukturen 84

3.4.1. Die ‚klassische' Konsultationsstruktur 84
3.4.1.1. Gesprächseröffnung 86
3.4.1.2. Anamnese 87
3.4.1.3. Diagnose 89
3.4.1.4. Therapie 90
3.4.1.5. Gesprächsbeendigung 92
3.4.2. Gesprächsanalytische Besonderheiten 93
3.4.2.1. Rederechtorganisation 93
3.4.2.2. Themenstruktur 96
3.4.2.3. Hörrückmeldungen 98

3.5. Asymmetrische Strukturen 99

3.6. Behandlungsziele und –konzepte 101

3.6.1. Compliance 102
3.6.2. Paternalistische und kooperative Methoden 103
3.6.3. Somatische und psychosoziale Konzepte 107

3.7. Die Verfahrenswahl – eine ärztliche Machtquelle? 109

4. Empirische Grundlage 112

4.1. Das Projekt 112

4.2. Kommunikative Konsequenzen 115

4.3. Die Gesprächsauswahl 117

5. Linguistische Analyse 119

5.1. Untersuchungskriterien 119

5.2. Gesprächseröffnung und Beginn der Anamnese 120

5.2.1. Gesprächseröffnung 122
5.2.2. Eingangsäußerung der Patientin 124
5.2.3. Anamnesebeginn 127
5.2.4. Schmerzlokalisation 128
5.2.5. Migränemerkmale 131
5.2.6. Schmerzdauer 136
5.2.7. Erhebung der Krankengeschichte 139
5.2.8. Möglicher Spannungskopfschmerz 141

5.3. Diagnose und Therapie 150

5.3.1. Neural- bzw. Quaddeltherapie 153
5.3.2. Ablehnung des Therapievorschlags 157
5.3.3. Medikationsverordnung 160
5.3.4. Konsequenzen der Therapie und mögliche Folgebehandlungen 163

5.4. Machttheoretische Einordnung 169

5.4.1. Prosodische Dimension 169
5.4.2. Kognitive Dimension 171
5.4.3. Normative Dimension 172
5.4.4. Autoritativ-Administrative Dimension 174
5.4.5. Außersprachliche Dimension 176
5.4.6. Versteckte Macht? 177

5.5. Das Verhältnis zwischen Macht und Behandlungskonzepten 178

6. Fazit 181

7. Ausblick 184

8. Quellenübersicht 187

8.1. Literatur zum Forschungsprojekt 187

8.2. Allgemeine Literatur 187

8.3. Medizinische Kommunikation 188

8.4. Der Begriff der Macht in der Linguistik 193

9. Anhang 196

10. Sach- und Stichwortverzeichnis 209

Vorwort

Die Idee zur vorliegenden Arbeit entstand beinahe zufällig, als mir in einem Seminar die Übertragbarkeit mikropolitischer Machtdefinitionen auf die Gesprächsanalyse und deren Konsequenzen bewusst wurden. Während meines Studiums entwickelte sich die auf Interdisziplinarität aufbauende Theorie Schritt für Schritt weiter, und ich wandte sie immer wieder an verschiedenen Gesprächstypen an, um ihren wissenschaftlichen Nutzen zu untersuchen. Schnell wurde dabei klar, dass eine fundierte linguistische Analyse mit dem Schwerpunkt auf sprachlichen Erscheinungsformen von Macht zunächst auf die Untersuchung von institutionellen Gesprächen gerichtet sein musste. Innerhalb von Institutionen manifestiert sich Macht als Folge von Diskrepanzen in den Bereichen Status oder (Fach-)Wissen am ehesten und somit sind auch deren sprachliche Formen und die daraus erwachsenen gesprächsinternen wie -externen Konsequenzen in diesem Umfeld angemessen zu untersuchen. Meine Mitarbeit an einer Studie der Abteilung für Allgemeinmedizin an der Düsseldorfer Universitätsklinik brachte mir schließlich auch das empirische Material, was für meine Analyse bis dahin noch gefehlt hatte: Juristisch und ethisch abgesicherte, verdeckt aufgezeichnete Konsultationsgespräche bei Hausärzten – eine so gute Quelle musste genutzt werden.

Aus diesen mehrfachen Zufällen und Ideen entstand schließlich die vorliegende Arbeit, die sich – und das möchte ich besonders betonen – nicht als Kritik am Sprachgebrauch oder am Habitus von Medizinern verstanden wissen will, sondern als eine Beschreibung von sprachlichen Machterscheinungen in einem institutionellen Umfeld. Diese sprachwissenschaftliche und auf den Faktor Macht hinzielende Herangehensweise wäre beispielsweise auch auf gerichtliche oder schulische Gespräche anwendbar gewesen. Dennoch zeigt die Studie, dass Macht – sei es bewusst oder unbewusst – von Ärzten in der Konsultation sprachlich manifestiert wird, einen Einfluss auf die Behandlungsergebnisse hat und zudem in einer Wechselwirkung mit verschiedenen Behandlungskonzepten steht.

Ob daraus Konsequenzen gezogen werden können und wie diese möglicherweise aussehen, liegt im Ermessen des Lesers.

Bedanken möchte ich mich besonders bei Prof. Dr. Wolfgang Boettcher, der meine Arbeit betreut und mich stets mit guten Ratschlägen und viel Geduld unterstützt hat, sowie bei Prof. Dr. Heinz-Harald Abholz, Dr. Stefan Wilm und Dr. Silke Brockmann, die mir den Zugang zu den Gesprächsdaten aus der Düsseldorfer Studie ermöglichten und meine Arbeit von der allgemeinmedizinischen Seite her betreuten.

Abschließend gilt mein Dank auch Maike Heidel, Malin Köhler, Simon Osthues, Meike Sewering, Christopher Hucke und Nicole Hinrichs für ihre fortwährende Unterstützung während des Arbeitsprozesses sowie Barbara Michels, Dr. Ursula Michels und Robin Junnicke für die Erstellung der Illustration.

Tim Peters

1. Vorbemerkungen

„Der Katalane Arnoldus von Vilanova (13. Jh.), einer der bedeutendsten Ärzte des Mittelalters, empfahl [...] seinen Kollegen, sich hinter einer imponierenden Sprache zu verbergen, wenn sie die Krankheit des Patienten nicht erklären konnten. Man solle dem Patienten sagen, dass er ‚eine Obstruktion der Leber' habe, und besonders das Wort Obstruktion gebrauchen, da der Patient nicht verstehe, was es bedeute."

(Oksaar 1979: 16)[1]

Die Anekdote weist in unterhaltsamer Weise darauf hin, dass die Kommunikation zwischen Arzt[2] und Patient durch ein ganz bestimmtes Umfeld und Rollenverhältnis geprägt ist. Sprachproduktion wird hier, wie auch in anderen Situationen, neben inhaltlichen Gesichtspunkten durch viele äußere Faktoren bestimmt. Des Weiteren wird ebenfalls darauf hingewiesen, dass sprachliche Äußerungen in diesem Zusammenhang durchaus bewusst intendierte Hintergründe haben können und den Gegenüber beeinflussen sollen. Beide Phänomene sind von wissenschaftlicher Seite aus schon seit Jahrzehnten Disziplin übergreifend bekannt und ausführlich beschrieben worden. Obwohl es in letzter Zeit vermehrt öffentliche wie fachinterne Kritik an der ärztlichen Gesprächsführung gab, und die Heterogenität von Arzt und Patient auch empirisch belegt werden konnte (vgl. Klemperer 2003: 17 ff.), wurden die Gründe für schlechte Ergebnisse aufgrund des Behandlungsgesprächs stets in der Rahmenstruktur des medizinischen Systems und insbesondere der Sozialisation durch die ärztliche Gesprächsausbildung gesehen. Auch neuere medizinische Konzepte, wie beispielsweise die Einbindung von Kommunikationsschulungen in die universitäre Ausbildung, und die Wandlung der Rahmenbedingungen änderten nichts an dem vielfach beklagten Zustand der

---

1 Aus Gründen der Einheitlichkeit und des damit verbundenen besseren Leseflusses werden alle Zitate in der neuen Rechtschreibung wiedergegeben.

2 Zur leichteren Lesbarkeit wird in dieser Arbeit das generische Maskulinum verwendet, es sind jedoch immer – wenn nicht gesondert markiert – beide Geschlechter gemeint.

„grundlegenden *Asymmetrie* in der Arzt-Patienten-Interaktion“ (Lalouschek 2002a: 17).

Ein möglicherweise bewusster Einsatz sprachlicher Mittel – zur Durchsetzung von Interessen im Gespräch von ärztlicher Seite aus – wurde dabei nicht in Betracht gezogen. Den Versuch, diese Möglichkeit angemessen mittels eines gesprächsanalytischen Ansatzes zu beschreiben, soll diese Arbeit leisten. Ich möchte allerdings an dieser Stelle darauf hinweisen, dass keine Wertung des medizinischen Systems oder der Handlungen des Arzts vorgenommen werden soll, sondern lediglich eine machttheoretische Beschreibung auf gesprächsanalytischer Basis das Ziel ist. Normative Einschätzungen liegen zwar dem Begriff der Macht nahe, sollen aber weitestgehend vermieden werden.

Anhand eines differenzierten Machtkonzeptes soll ein Arzt-Patienten-Gespräch darauf untersucht werden, ob die institutionellen Ungleichheiten womöglich vom Arzt sprachlich bewusst genutzt werden, um innerhalb einer Konsultation bestimmte gewollte Ergebnisse und Abläufe zu erzielen. Zu diesem Zweck wird zunächst der Begriff der Macht linguistisch fassbar gemacht, indem auf der Basis eines medizinischen Gesprächskorpus ein eigenes Konzept präsentiert und gegenüber der Forschung abgegrenzt wird. Hierbei sollen sprachliche Merkmale bezüglich einer Beeinflussbarkeit des Gegenübers nach verschiedenen Kriterien kategorisiert werden.

Anschließend werden die Rahmenbedingungen medizinischer Kommunikation wie das institutionelle Umfeld, die Verwendung von Fachsprache oder auch das Rollenverständnis näher untersucht. In diesem Zusammenhang werden auch in der Forschung bereits bekannte sprachliche Besonderheiten der Arzt-Patienten-Interaktion vorgestellt. Die Sonderrolle des Arztes in der Kommunikation, welche sich von den Positionen zweier Gesprächspartner in einem Alltagsgespräch massiv unterscheidet, wird samt möglicher Ursachen dargestellt und die sich daraus ergebenen Konsequenzen beschrieben. Um schließlich wieder einen Rückbezug zur Machtkonzeption vorzunehmen, werden verschiedene Behandlungskonzepte präsentiert, zwischen welchen der Arzt in seiner Behandlung mehr oder minder frei wählen kann. Die Einflüsse, die diese Konzepte auf die Strukturierung und sprachliche Ausgestaltung des Gesprächs haben, werden hierbei besonders berücksichtigt werden. Anschließend erfolgt die linguistische

Analyse, jedoch zunächst ohne Einbezug der Machtdefinition, da ansonsten eine zu zielgerichtete und andere Fakten ausblendende Untersuchung befürchtet wird. Erst im Nachhinein werden die beobachteten sprachlichen Besonderheiten auf die vorhergehenden Feststellungen zur Machtkonzeption bezogen und in die entsprechende Kategorie einsortiert.

Letztlich soll sich zeigen, ob ein sonst eher normativ verwendeter Begriff der Macht innerhalb eines Gesprächs überhaupt fassbar beschrieben werden kann, und damit sprachliche Besonderheiten sowie Gesprächsverläufe und -ergebnisse erschöpfend begründet werden können. Auch die Frage, welche Rückwirkungen möglicherweise eingesetzte Machtmittel auf das Arzt-Patienten-Gespräch haben und wie diese Prozesse in den Rahmenbedingungen verortet werden können, soll beantwortet werden. Insgesamt wird nicht nur der linguistische Forschungsstand zur medizinischen Kommunikation und zur Definition des Machtbegriffes herangezogen, sondern je nach Themengebiet auch Elemente der Sozialwissenschaft und der Medizin in die Analyse einbezogen. Hierbei sollen sie jedoch stets nur Hilfsmittel sein, da die Klärung einer möglichen Verwendung von Machtmitteln durch sprachliche Realisation im Zentrum dieser linguistischen Arbeit stehen soll.

2. Eine linguistische Annäherung an den Begriff der Macht

2.1. Allgemeines

Um sich der medizinischen Kommunikation, ihrer Asymmetrie und dem daraus resultierenden möglichen Machtpotenzial und dessen konkreter Versprachlichung nähern zu können, muss vorab eine detailgenaue Bestimmung des Machtbegriffs vorgenommen werden. Diese scheint aber gerade in Bezug auf diesen problematischen Begriff schwierig zu sein, da er von verschiedenen wissenschaftlichen Disziplinen und in vielfältiger Weise genutzt wird und darüber hinaus normativ stark aufgeladen ist.

Der Begriff der Macht in der Linguistik beschreibt zunächst ein Konzept, das in Bezug auf Analysen in der Pragmatik nur allzu logisch und gewünscht erscheint, aber dennoch auch unbekannt und fremd anmutet. Und in der Tat scheinen Machtkonzepte in den linguistischen Gebieten, wo man sie erwarten könnte, wie zum Beispiel in der Soziolinguistik oder in der Gesprächsanalyse, kaum berücksichtigt zu werden. Dorothee Meer und Alexander Brock kamen bei einer aktuellen Untersuchung von beobachtbaren Asymmetrien in der Gesprächsforschung, in welcher selbstverständlich auch mögliche Machtkonzepte ihren Platz haben, zu folgendem überraschenden Schluss: „Theoretische Leitsätze im Kontext einer systematischen Betrachtung wirksamer Ungleichheiten und Hierarchien in Gesprächen fehlen weitgehend.“ (Brock / Meer 2004: 185). Dennoch kann man es sicherlich nicht bei einer solchen pauschal anmutenden Bewertung belassen, denn selbstverständlich verschließt sich auch die Linguistik bzw. die Gesprächsanalyse nicht vollständig einem wichtigen gesellschaftlichen und wissenschaftlichen Schlüsselbegriff wie dem der Macht.

Dieses Kapitel möchte sich daher dieses ‚Problems' annehmen und in Vorbereitung auf die späteren Erläuterungen der medizinischen Kommunikation und der linguistischen Analyse klären, was für eine Rolle Macht in linguistischen Theorien und Analysen spielt. Hierzu wird anfangs ein grundsätzlicher

Überblick geliefert, der den Begriff zunächst allgemein beschreibt und gegenüber ähnlichen Begriffen wie Einfluss, Dominanz, Hierarchie und Asymmetrie abgrenzt, um dann verschiedene Definitionsmöglichkeiten des Begriffs zu präsentieren. Anschließend, und bewusst von den anderen Definitionen abgetrennt, wird schließlich die CDA, die Critical Discourse Analysis, vorgestellt. Dieser angloamerikanische Forschungszweig, welcher aus der Konversationsanalyse und soziolinguistischen Modellen hervorgegangen ist, und der sich zentral mit dem Begriff der Macht beschäftigt, wird zunächst historisch und theoretisch kurz umrissen, um schließlich auch hier auf die verschiedenen Begriffsdefinitionen der Macht einzugehen. Anschließend werden die verschiedenen Modelle des Machtbegriffs in einem Zwischenfazit kurz miteinander verglichen und auf diesem Fundament werde ich unter Zuhilfenahme einer mikropolitischen Differenzierung von Machtdimensionen schließlich ein eigenes Modell präsentieren.

2.2. Sprachwissenschaftliche Grundlagen

Bisher weisen zahlreiche gesprächsanalytische Arbeiten immer noch darauf hin, dass „[...] prinzipiell gleiche kommunikative Zugangsmöglichkeiten [...]" (Brock / Meer 2004: 185) sprachlicher Art zwischen den verschiedenen Sprechern bestehen würden. Sind Ungleichheiten vorhanden, werden diese häufig mit dem institutionellen Rahmen oder vorkommunikativen Strukturen begründet, ohne die Gründe für die Auffälligkeiten bei den Gesprächspartnern innerhalb der Konversation selbst zu suchen. Trotz dieses manchmal undifferenzierten Umgangs fällt ein Repertoire an Begriffen auf, welches in diesem Zusammenhang genutzt wird.

Einleitend wird daher zunächst der in der Forschung meist undefiniert genutzte, aber von mir für wichtig erachtete Grundlagenbegriff ‚Einfluss' näher erörtert. Anschließend werden die Begriffe ‚Asymmetrie', ‚Hierarchie' und ‚Dominanz' zunächst nach dem definitorischen Rahmen von Brock und Meer und dem aktuellen Forschungsstand präsentiert und darauf folgend deren Verwendung in dieser Arbeit beschrieben. Diese grundlegende Vorarbeit soll helfen, eine spätere Abgrenzung und die Definition eines eigenen linguistischen Machtbegriffes zu erleichtern.

2.2.1. Theoretisches Umfeld

Ein Blick in linguistische Lexika (z. B. Glück 2005) und Einführungswerke (z. B. Linke / Portmann / Nussbaumer 2001: 257 ff. / 293 ff.) zeigt zunächst, dass Begriffen wie Einfluss, Asymmetrie, Hierarchie und Dominanz bisher wenig Aufmerksamkeit geschenkt wurde bzw. keine große Relevanz zugedacht wird. Keiner der Begriffe wird in einem linguistischen Zusammenhang näher erklärt. Zwar finden sich in den Teildisziplinen immer wieder Anknüpfungspunkte für mögliche Machtkonzepte, seien es Fremdwahl oder overlaps in der Gesprächsanalyse (vgl. Linke / Portmann / Nussbaumer 2001: 265-266), die Code-Theorie in der Soziolinguistik (vgl. Veith 2002: 102)[3] oder der Verweis auf Wissensdifferenzen und institutionelle Ungleichheit im Rahmen der Fachkommunikation (vgl. Veith 2002: 87 und Fluck 1996: 255 ff.)[4], doch wird hier lediglich ein heterogener Zustand beschrieben, nur vereinzelt als dieser benannt und noch seltener explizit thematisiert. Aus diesem Grund fallen die folgenden Begriffsüberblicke überraschend übersichtlich aus und können im Rahmen dieser Arbeit nicht mit der definitorischen Schärfe beschrieben werden, die wünschenswert gewesen wäre.

---

3 Soziale Differenzierung führt hiernach automatisch zur sprachlichen Differenzierung (sog. Codes), welche Außenstehende nicht oder nur teilweise nachvollziehen können. Auf diese Weise wird soziale Unterteilung und Abgrenzung auch über die Sprachverwendung dargestellt. Inwieweit diese kommunikative Darstellung sozialer Verhältnisse, welche stets Komponenten wie Einfluss und Macht im soziologischen Sinne beinhalten, auch mit einem linguistischen Begriff der Macht zu fassen sind, kann aus Platzgründen hier nicht weiter ausgeführt werden.

4 Die Macht gegenüber Unwissenden erhöht sich nach dieser These proportional zum Wissen und zur Vertrautheit über einen Gegenstand. Diese These kann ebenfalls nicht weiter vertieft werden, aber es sei auf den Bereich der Fachkommunikation und des Wissenstransfers innerhalb der medizinischen Kommunikation verwiesen, da hier auf ähnliche Thesen zum Experten- und Laienwissen Bezug genommen wird.

2.2.1.1. Einfluss

Auffällig ist, dass ein grundlegender Begriff wie Einfluss, der sich sogar eignet, die anderen Schlüsselbegriffe wie Asymmetrie, Dominanz oder auch Macht in gewisser Weise als eine Art Grundbegriff zu umschließen, kaum in die machttheoretische Diskussion einbezogen wird. In der rezipierten Literatur findet der Begriff Einfluss sehr selten Verwendung und wird zudem in keiner Weise thematisch definiert oder umschrieben. Dabei beschreibt ‚Einfluss' doch einen grundlegenden Vorgang, den Sprache schon in der Sprechakttheorie zugestanden bekommt. Sprachliche Äußerungen werden als Handlungen verstanden, die wiederum Einfluss auf andere Gesprächspartner haben können und in der Regel auch sollen (vgl. Austin 2002: 35 ff. / 118-119).

Hiernach ist der Versuch einer Einflussnahme auf einen anderen Menschen bei einer Konversation mithilfe des illokutiven Aktes eine grundlegende Funktion von Äußerungen. Dieser Vorgang kann in einem erfolgreichen perlokutionären Akt glücken oder scheitern. Schon diese Klassifikation der Akte weist auf die wechselseitigen Einflüsse von Gesprächspartnern hin und zeigt sich am deutlichsten in explizit performativen Sätzen (vgl. Austin 2002: 28 ff.).[5] Searle hat mit seiner Ausdifferenzierung der illokutionären Akte (vgl. Searle 1971: 100 ff.) schon darauf verwiesen, dass es hier verschiedene Möglichkeiten gibt, dem Gegenüber die eigenen Absichten zu vermitteln. Seien es Versprechungen, Warnungen oder Befehle; auf verschiedene Weise versucht der Sprecher das Handeln des Gesprächspartners zu beeinflussen. Neben den perlokutionären Akten und der Illokutionsklassifikation ist es aber kaum möglich das Wechselspiel sprachlicher Äußerungen in einem Gespräch über eine längere Zeit hin zu analysieren und dabei die gegenseitige Beeinflussung zu beschreiben. Auch weitere linguistische Merkmale wie Intonationsänderungen oder die Verwendung von Sprachvarietäten können von ihr nicht erklärt werden und sollen dies aber aufgrund anderer Schwerpunkte auch gar nicht. Zu einer erschöpfenden Erklärung bzw. Analyse von sprachlichem Einfluss in Gesprächen kann die

5 In dieser Verbindung von Sprache und Handlung wird der Gegenüber meist deutlich sichtbar beeinflusst, sei es bei einer Taufe oder einer Kündigung. Allerdings werden diese Handlungen dabei explizit thematisiert und nicht durch eine gewisse Verwendung von Inhalten und Sprache kodiert übermittelt.

Sprechakttheorie auch durch Hinzuziehung von weiteren Hilfsmitteln wie den indirekten Sprechakten oder den Konversationsmaximen von Grice keine befriedigende Hilfestellung geben.

Um diesen Exkurs nicht weiter zu vertiefen, werde ich in Anlehnung an die Sprechakttheorie den Begriff des Einflusses für die folgende Analyse als grundlegenden Begriff definieren, welcher beschreibt, dass mittels Sprache Äußerungen oder Handlungen eines Gesprächspartners durch eigene Bestrebungen abgeändert oder gar verhindert werden können. Dabei können die beeinflussenden Aspekte der Sprache inhaltlicher oder auch – und dies wird im Weiteren von großer Wichtigkeit sein – prosodischer und gesprächsorganisatorischer Art sein. Die folgenden Begriffe wie Dominanz, Macht und auch Asymmetrie können daher darunter subsumiert werden. Allerdings wird dieser Begriff aufgrund der relativen Unschärfe und der unzureichenden Verwendung in der wissenschaftlichen Literatur nicht zu einer genaueren Analyse herangezogen werden. Hierfür ist er im Sinne des Verhältnisses Illokution-Perlokution zu ‚alltäglich' und allgemein gehalten. Da die Begriffe Macht oder Dominanz eine wesentlich auffälligere, explizitere und in der Regel willentliche Einflussnahme beschreiben, auf welche es mir im Weiteren ankommt, sollen sie stärker im Fokus der weiteren Untersuchung stehen.

2.2.1.2. Asymmetrie

Kommunikative Ungleichheit oder auch Asymmetrie ist ein vergleichsweise häufig genutzter Begriff. Definitorisch fehlt dieser Kategorie allerdings die gewünschte Schärfe. Asymmetrie wird im Rahmen gesprächsanalytischer Untersuchungen für verschiedenste Unterteilungen verwendet. Mal ist dies ein differierender Wissensbestand in einer gewöhnlichen Alltagskonversation, mal ein unterschiedliches Rollenverhalten in einem vorgegebenen institutionellen Rahmen und manchmal beschreibt er aber auch den Unterschied zwischen Experten- und Laienwissen in Fachdiskussionen oder in pädagogischen Umgebungen (vgl. Marková / Foppa 1991: 21 ff. / 124). Hinzu kommt die Tatsache, dass teilweise in Bezug auf einzelne Gesprächsabschnitte von Asymmetrie gesprochen wird, in anderen Zusammenhängen dieser Ausdruck aber auch global oder gar Korpus übergreifend genutzt wird (vgl. Brock / Meer 2004:

203). Zudem wird in der Forschung weitgehend nicht zwischen horizontalen und vertikalen Asymmetrien unterschieden, was den Unterschied bzw. den Einfluss der vorgegebenen institutionellen Hierarchie auf die beobachtete Ungleichheit angeht.[6]

All diese Faktoren zeichnen ein sehr unterschiedliches Bild dieses Begriffs und zeigen, dass eine terminologische Eindeutigkeit nicht gegeben ist. Aufgrund dieser Unsicherheit ist auch eine Abgrenzung zur Macht nur schwer vorzunehmen. Trotz dieser fehlenden eindeutigen Definition kann man bei der Beschreibung von auf unterschiedlichem sprachlichen Verhalten basierender Macht um den Begriff der Asymmetrie nicht herumkommen. Ich werde daher, obwohl oben kritisiert, aus Mangel an Alternativen den Begriff Asymmetrie bzw. Ungleichheit themenunabhängig, sowie global und mikroskopisch nutzen. Um Missverständnisse zu vermeiden, wird dabei aber je nach Ursache auf die genaue Bedeutung im entsprechenden Zusammenhang hingewiesen.

2.2.1.3. Hierarchie

Der Begriff der Hierarchie wird in der Linguistik auf sehr verschiedene Weise genutzt. So findet er beispielsweise Verwendung in der Beschreibung von sozialen oder institutionellen Umgebungen, um gesprächsvorstrukturierende Hintergründe zu erklären und den ‚sozialen Rahmen' von Konversationen zu beschreiben, aber auch um das Verhältnis von Personen in einem Gespräch zu erläutern. Ng und Bradac (vgl. Ng / Bradac 1993: 14) weisen in Bezug auf die zweite Verwendungsweise darauf hin, dass Zuhörer anhand linguistischer Merkmale wie Intonation, Varietät, Soziolekt oder der Komplexität syntaktischer Konstruktionen dazu neigen, den Sprecher in verschiedenen Hierarchien zu verorten. Diese können sich auf den sozialen Status, weltlichen Besitz oder beispielsweise auch auf den Arbeitsplatz beziehen.

---

6 Hierbei beschreibt die vertikale Asymmetrie vorgegebene Hierarchien, welche beispielsweise durch Institutionen vorgegeben sind, während die horizontale Asymmetrie sich auf eine beobachtete Ungleichheit im Verhältnis zweier Gesprächspartner bezieht, die an für sich auch gleichrangig sind. Sicherlich sind hier auch Mischformen möglich, auch wenn Brock und Meer dies nicht erwähnen.

Auch wenn hier eine einheitliche auf die Linguistik bezogene Begriffsbestimmung fehlt, liegen aufgrund des Zusammenhangs zwischen sozialer Wertung und der daraus resultierenden sprachlichen Ausdrucksweise meiner Ansicht nach eine Übertragung des Begriffs der Hierarchie auf die Linguistik und eine entsprechende Definition nahe. So könnte man durchaus für verschiedene Sprechweisen sozialer Gruppen anhand konkreter Kriterien eine Hierarchie der Wahrnehmung festlegen, wenn auch ein mögliches Hierarchiekonzept immer mit dem Problem einer automatischen Wertung versehen sein würde. Solch eine Kategorisierung wird allerdings derzeit nur von der CDA in größerem Umfang vertreten, auf die im weiteren Verlauf der Arbeit noch Bezug genommen wird.

In der Gesprächsanalyse, aber auch der Soziolinguistik wird der Begriff in einer möglichen linguistischen Denkweise kaum verwendet und dient höchstens der Sortierung der „handlungsstrukturierende[n] Relevanz[en]" (Brock / Meer 2004: 188), also der Beschreibung sozialer Umgebungen und Institutionen. Diesen werden wiederum unterschiedliche Einflüsse auf ein Gespräch zugeschrieben.[7] Im Rahmen dieser Arbeit wird keine Form der Hierarchie in einem sprachlichen Zusammenhang gebraucht werden, da dieser Begriff, wie oben beschrieben, keine einheitliche definitorische Grundlage besitzt und daher im Rahmen der Untersuchung auch keine relevanten Daten zugänglich machen würde.

2.2.1.4. Dominanz

Der letzte im Vorfeld zu betrachtende Begriff liegt einer denkbaren Kategorie der Macht inhaltlich am nächsten, sodass beide Begriffe in der Forschung auch durchaus synonym gebraucht werden. Dennoch hat der Begriff meiner Ansicht nach eine eigene Bedeutung und Lesart, wie im Folgenden kurz herausgearbeitet werden soll. Zunächst einmal stellt sich die Frage, wie sprachliche Dominanz in einem Gespräch gefasst werden kann. Möglichkeiten böten hierbei Themen steuernde, wechselnde oder aufrechterhaltene Gesprächsbeiträge, die Verteilung der Rederechte im Allgemeinen sowie die Art und Weise von turn-Übergängen.

---

7 Ob die Verwendung eines Konzepts der Hierarchie auf dieser Grundlage allerdings Asymmetrien und gesprächsanalytisch relevante Daten erfassen und kategorisieren könnte, ist meiner Einschätzung nach weiterhin fraglich.

Brock und Meer bezeichnen Dominanz in diesem Zusammenhang als „interaktionell vollzogenes kommunikatives Übergewicht“ (Brock / Meer 2004: 202), verweisen aber auch gleichzeitig darauf, dass dieses Übergewicht sich nicht nur an einigen Textstellen herausstellen muss, sondern in einem größeren Zusammenhang auffallen müsse. Gerade der letzte Punkt wird auch von Andreas Müller betont, welcher den Begriff der Dominanz daher in der Makrostruktur eines Gespräches verortet und von einer Ansammlung „asymmetrischer Beteiligungsweisen“ (Müller 1997: 47) spricht.

Kommunikative Ungleichheiten, wie unterschiedlich verteilte Rederechte oder das von einer Person ausgehende Übergewicht bezüglich der Themenwahl, können prinzipiell als Asymmetrien beschrieben werden, aber nur mit einer gewissen Langfristigkeit können sie als Dominanz eines Gesprächspartners deklariert werden. Auch wenn diese Begriffsverwendung der Dominanz wie oben angedeutet mit dem Begriff der ‚globalen Asymmetrie' zu kollidieren scheint, so muss doch auf den Unterschied hingewiesen werden, dass sich erkennbare Dominanz in einem Gespräch nach dieser Definition stets auf die handelnden Aktanten bezieht und zudem eine Form von damit verbundener Intention beschreibt. Hierbei gehen die beobachteten sprachlichen Ungleichheiten bzw. Auffälligkeiten allein auf die Handlungen des Sprechenden zurück und bleiben mit diesen verknüpft. Die globale Asymmetrie hingegen beschreibt die beobachteten sprachlichen Strukturen, ohne sie automatisch bei einem der Gesprächspartner zu verorten. Sie ist somit stärker an Rahmenbedingungen oder beispielsweise dem institutionellen Umfeld orientiert, als dies der Begriff der Dominanz sein kann, der stets eine Art aktives Handeln impliziert. Im weiteren Verlauf der Arbeit werden die Begriffe der Dominanz und der Asymmetrie daher aufgrund der oben angesprochenen Unterschiede nebeneinander verwendet, um – soweit möglich – zwischen gesellschaftlich geforderten und bewusst produzierten Ungleichheiten unterscheiden zu können.

2.2.2. Linguistische Machtkonzepte

Auf den letzten Seiten konnte dargelegt werden, dass es um eine terminologische Schärfe der genannten Ausdrücke schlecht bestellt ist. Nicht viel anders setzt sich dieses Bild auch bei dem Begriff der Macht fort. Bei einer

Betrachtung gesprächsanalytischer und soziolinguistischer Literatur fällt auf, dass der Machtbegriff kaum erwähnt und noch seltener definiert wird, oftmals aber im Hintergrund von Analysen zu stehen scheint. Um Letzteres etwas näher zu erklären, möchte ich dem nächsten Abschnitt etwas vorweg greifen und beispielhaft auf eine Untersuchung Danielle Hoppes eingehen, der sich mit den Zusammenhängen von Sprachvarianz und sozialen Bewertungen in der französischen Sprache beschäftigt hat.

Er kommt in seiner Arbeit zu dem Schluss, dass verwendete Sprache und Stereotype bzw. Vorurteilsdenken eng miteinander verbunden sind. Jedem sprachlichen Register, sei es „bürgerliche Sprache" oder „Vulgärsprache", werden gewisse Attribute zugeordnet, die von Eleganz und Arroganz bei gehobeneren Sprachstilen bis hin zu Unbeholfenheit und Unsicherheit bei einfacheren Sprachstrukturen reichen (vgl. Hoppe 1976: 147-150). Wenn über bestimmte Sprachmuster bei Zuhörern verschiedenste und das Denken beeinflussende Vorurteile und Imagebilder abgerufen werden, muss man sich darüber im Klaren sein, dass diese hintergründigen Bewertungen auch bewusst ausgenutzt werden können (beispielsweise im Bereich der Werbung) und das bestimmte, über die Sprache vermittelte Emotionen eine größere Chance auf Durchsetzung von Interessen haben als andere. Dieses kurze Beispiel soll illustrieren, dass in vielen linguistischen Analysen die Frage nach der möglichen Beeinflussbarkeit durch Sprache, also nach einer sprachlichen Erscheinungsform von Macht, durchaus nicht irrelevant ist, sondern dass sie – einmal gestellt – einen anderen Blick auf Sprache ermöglichen kann.

Während man auch in aktuellen soziolinguistischen und gesprächsanalytischen Quellen kaum direkte Passagen über Macht und ihre Auswirkungen auf Sprache bzw. Gespräche findet, sind die wenigen gefundenen Erklärungen überraschend oberflächlich. So nutzt beispielsweise Werner Veith in seinem 2002 erschienenen Buch „Soziolinguistik" in seinen Ausführungen zur Macht meiner Ansicht nach fragwürdige Quellen. Er zitiert zum Begriff der Macht eine soziologische Einführung aus dem Jahr 1974:

„Die Macht ist die Chance einer Person (Machthaber), als Folge einer bestimmten Position in einem sozialen System (Machtposition), im Rahmen von Entscheidungen auf andere Menschen (Machtunterworfene) einen Einfluss, auch gegen deren Widerstand, ausüben zu können, sie zu belohnen oder zu bestrafen."

(Veith 2002: 84)[8]

Anschließend bezieht er sich auf ein aktuelleres Werk, das Macht als „(...) Überlegenheit von Menschen über andere Menschen (...)" (Veith 2002: 84)[9] definiert. Aufgrund des Themengebietes der zweiten Quelle bleibt allerdings fraglich, ob das theoretische Gebilde der Macht auch in Bezug zur Sprache hier erschöpfend behandelt werden kann. Auch die weiteren Ausführungen zur Macht, die aus angesprochener Quelle zitiert werden, sind dem Untersuchungsgegenstand Sprache meiner Meinung nach nicht angepasst:

„Macht ist jede wesentliche Beeinflussung (...), die ein Bestandteil der Gesellschaft über einen anderen ausübt bzw. ausüben kann, ohne dass dieser in der Lage ist, sich der Einwirkung zu entziehen."

(Veith 2002: 84)

In anderer Forschungsliteratur wird sich auf das Konzept der Macht von Max Weber bezogen:

„Power (Macht) is the probability that one actor within a social relationship will be in a position to carry out his own will despite resistance, regardless of the basis on which this probability rests."

(De Kadt 1992: 11 und Ng 1993: 4)

Der 1920 gestorbene Mitbegründer der deutschen Sozialwissenschaften hat zwar wichtige Erkenntnisse zum Themenkomplex Macht und Herrschaft geliefert, die auch heute noch die Grundlage für viele andere Theorien bilden, aber dennoch bleibt festzuhalten, dass es seit seiner Zeit gerade im sozialwissenschaftlichen Bereich erhebliche Weiterentwicklungen im Bereich der Machtforschung gab. Es wird zum Beispiel weder auf mikropolitische noch auf soziologische Theorien neueren Ursprungs eingegangen[10], wo doch gerade hier zahlreiche auf

---

8 Zitiert nach: Burghardt, Anton (1974): „Einführung in die allgemeine Soziologie." München: Vahlen Verlag.

9 Zitiert nach: Hradil, Stefan (1999): „Soziale Ungleichheit in Deutschland." Wiesbaden: Verlag für Sozialwissenschaften.

10 Vgl. hierzu beispielsweise:

verschiedene Gruppengrößen und Situationen angepasste Machtdefinitionen existieren.

Hingegen ist bei der ersten Definition von Veith und auch dem Zitat von Weber positiv anzumerken, dass sie auf die Möglichkeit (probability bzw. Chance) des Machteinsatzes eingehen. Dieser wichtige Aspekt, der beschreibt, dass sprachliche Erscheinungsformen von Macht nicht permanent vorhanden und aktiv sind, sondern eher ein verfügbares Potenzial an Möglichkeiten darstellt, wird auch weiterhin in den verschiedenen Machtdefinitionen eine wichtige Rolle spielen.

Zu dem Problem der teils veralteten oder meiner Ansicht nach unpassenden Literatur kommt hinzu, dass keine der Theorien an die Sprachwissenschaft bzw. an einzelne linguistische Teilbereiche angepasst wird. Doch gerade dies sollte für eine weiterführende Analyse entscheidend sein, da die Machttheorien schließlich einer anderen wissenschaftlichen Disziplin entspringen und daher nur bedingt auf linguistische Fragestellungen und Untersuchungsobjekte zu übertragen sind. Auch Brock und Meer bemängeln in ihrem Aufsatz die ungenaue oder fehlende Definition des Machtbegriffs und die teilweise normative Verwendung als „Kampfbegriff" (Brock / Meer 2004: 190), um eigene Thesen zu stützen. Neben einem Verweis auf die Machtkonzepte der Critical Discourse Analysis, welcher ich mich später noch zuwenden werde, war dieser Aufsatz die einzige aktuellere Quelle, die sich ganz konkret einer ausführlicheren Machtdefinition widmete.

Die Autoren Brock und Meer gehen hierbei davon aus, dass Sprache und Kommunikation vollständig von mehreren, verschiedenen Machtwirkungen durchzogen sind, die durchaus parallel oder entgegengesetzt wirken können. Dieses „Bündel unterschiedlicher, potenziell auch gegenläufiger Einflüsse" wird aber von keinem Gesprächspartner besessen oder gar beherrscht, sondern wirkt

---

1) Bogumil, Jörg / Schmid, Josef (2001): „Politik in Organisationen. Organisationstheoretische Ansätze und praxisbezogene Anwendungsbeispiele." Opladen: Leske und Budrich. [= Grundwissen Politik; 31]. 56 ff.
2) Korte, Hermann / Schäfers, Bernhard [Hrsg.] (2002): „Einführung in die Hauptbegriffe der Soziologie." 6. Auflage. Opladen: Leske und Budrich. 164 ff.

hintergründig als eine „heterogene Gesamtlage“ (Brock / Meer 2004: 201 ff.). Auch hier ist der Bezug zum sozialen Umfeld des Gesprächs bzw. zu einer Institution klar vorgegeben, aber die Mehrdimensionalität und die Betonung des Begriffs ‚Potenzial‘ geben dem Konzept zwei entscheidende Besonderheiten, die es von den bisher genannten soziologischen Machtdefinitionen abhebt und es damit konkreter und anwendbarer auf den Untersuchungsgegenstand Sprache bzw. Gespräch bezieht. Zur konkreten Analyse empfehlen die Autoren die

> „Ursachen und Wirkungen der Ungleichheit der Gesprächsbeteiligten herauszuarbeiten und, ausgehend von diesen Detailbeobachtungen, die unterschiedlichen Machtwirkungen des Gesamtfeldes zu rekonstruieren.“

(Brock / Meer 2004: 201).

An diese Definition angelehnt, kann das Konzept der Macht als Potenzial oder Ressource angesehen werden kann, welche bei einer möglichen Anwendung zu ungleichen Interaktionsbeziehungen führt, die je nach Situation zum Vorteil des Anwenders gereichen können bzw. sollen. Gerade dieser Aspekt trennt den Begriff der Macht von der oben angesprochenen Dominanz. Letzteres kann in einem Gespräch in Bezug auf verschiedene Merkmale konstatiert oder ausgeschlossen werden. Dies kann ein Gesprächselement wie die Rederechtverteilung betreffen oder auch die Steuerung der Themenstruktur. Sprachliche Erscheinungsformen von Macht aber erfassen einen größeren Bereich. Sie können mehrere Formen von Dominanz aus verschiedenen sprachlichen Ebenen enthalten und beschreiben zusätzlich auch Elemente, welche mit dem Begriff der Dominanz nur schwer zu erfassen sind. Dazu gehören zum Beispiel bewusst verwendete Bezüge zu außersprachlichen Machtquellen oder auch die Verwendung verschiedener Intonationen. Weiterhin weist der Begriff der Macht auf die Möglichkeit eines partiellen Einsatzes je nach Situation hin. Denn auch nur die Möglichkeit des Einsatzes sprachlicher Erscheinungsformen von Macht kann beim Gesprächspartner, wenn er sich dessen bewusst ist, bereits zu einer Einflussnahme führen. Gestützt werden können solche Vorgänge durch ‚statuierte Exempel‘, also durch kurze Demonstrationen von Macht. Diese können eine bewusst aggressive Unterbrechung gleich zu Beginn eines

Gespräches sein oder aber auch explizite Verbalisierungen von Machtpotenzialen.[11]

Nachdem nun dargelegt wurde, dass der Begriff Macht in großen Teilen der Forschung nicht bzw. nur relativ unpassend berücksichtigt wird, es aber auch einen vielversprechenden Ansatz neueren Datums gibt, soll im nächsten Kapitel ein wichtiger angloamerikanischer Ansatz vorgestellt werden, bevor schließlich eine eigene Machtkonzeption entwickelt wird.

2.3. Die Critical Discourse Analysis (CDA)

Im folgenden Kapitel soll nun auf die bisher bewusst ausgesparte Critical Discourse Analysis[12] eingegangen werden. Der Grund für die Zurückstellung ist, dass mit der CDA eine wissenschaftliche Disziplin existiert, die sich nahezu ausschließlich mit der Verbindung von Sprache und Gesellschaft unter der Berücksichtigung der Schlüsselbegriffe Macht und Ideologie beschäftigt. Da gesellschaftliche Zustände kritisiert und soziale Ungleichheiten herausgestellt werden sollen (vgl. Wodak 2002: 11), kann hier auch von einem bewusst normativen Gebrauch der Analysen gesprochen werden. Eben aufgrund dieses stark wertenden Wissenschaftsverständnisses und der großen Interdisziplinarität, wird die CDA auch trotz ihrer großen Verbindung mit der Soziolinguistik unabhängig von anderen linguistischen Teilbereichen vorgestellt. Zunächst werden kurz die Hintergründe, grundsätzlichen Theorien und Strukturen der Critical Discourse Analysis vorgestellt, bevor anschließend auf den Begriff der Macht und seine verschiedenen Definitionsmöglichkeiten eingegangen wird.

---

11 Hierzu zählen beispielsweise genaue Vorgaben von Redezeit seitens eines Gesprächspartners oder eine zu Beginn des Gesprächs vermittelte Bemerkung, dass eine Unterbrechung jederzeit möglich ist. Diese einleitende Nutzung weist schon auf einen institutionellen Zusammenhang hin und wird später innerhalb der medizinischen Kommunikation auch thematisiert.

12 Teilweise auch als Critical Language Studies (CLS) bezeichnet.

2.3.1. Hintergründe

„CDA takes a particular interest in the relationship between language and power." (Wodak 2002: 6). Mit diesem Zitat liefert Ruth Wodak eine einfache, aber anschauliche Kurzübersicht über den Inhalt der Critical Discourse Analysis. Die Wurzeln dieser eher jüngeren angloamerikanischen Disziplin liegen in der Textlinguistik, der Soziolinguistik, der angewandten Linguistik und der Rhetorik (vgl. Fairclough 1989: 6 ff.). Zusätzlich sind starke interdisziplinäre Einflüsse insbesondere aus der Psychologie und der Soziologie wirksam. Die analytische Grundeinheit der CDA sind Diskurse, welche in ihrem jeweiligen Kontext untersucht werden. Der Diskurs steht hierbei für eine „form of knowledge and memory" (Wodak 2002: 8), die mündlich oder schriftlich fixiert sein kann. Dabei wird der Diskurs einerseits soziologisch – und damit als in diversen historischen und gesellschaftlichen Kontexten eingebettet – verstanden, andererseits aber auch als eine sprachliche Größe definiert, die mit den linguistischen Mitteln der Gesprächsanalyse bearbeitet werden kann (vgl. Fairclough 1989: 20).

Eine weitere wichtige Größe ist der schon angesprochene Begriff des Kontextes, wobei dieser allerdings wesentlich breiter gefasst wird, als dies beispielsweise in der Gesprächsanalyse oder der Soziolinguistik der Fall ist, und ausdrücklich auch große Mengen nicht-linguistischer Komponenten wie historische oder soziologische Daten umfasst. Das in diesen groß gefassten Kontext eingebettete Gespräch soll bei der Analyse von ebendiesem mittels der „recontextualization" (Wodak 2002: 10-18) getrennt werden und somit das sprachliche Verhalten an sich als auch der Zusammenhang mit dem vorherrschenden Umfeld beschrieben werden. Hierbei wird explizit darauf verwiesen, dass diese Vorgehensweise sehr aufwendig und detailreich ist, da möglichst der vollständig relevante Kontext erfasst werden soll. Hier bietet sich auch ein erster Kritikpunkt an; denn wie auch bei der Gesprächsanalyse muss man bei einer Untersuchung gewisse Grenzen setzen. Eine vollständige und eindeutige Analyse, wie sie hier angestrebt wird, ist prinzipiell nicht möglich und bei einer immer größeren Erweiterung des Untersuchungsgegenstandes und der Einbeziehung des außersprachlichen Umfeldes muss die Frage gestellt werden, ob hier am Ende überhaupt noch Linguistik betrieben wird.[13]

Bei dem Prozess der Analyse wird auf bestimmte Aspekte besonderen Wert gelegt. Hierzu gehören besonders die Begriffe Ideologie, Macht, Hierarchie und soziales Verhalten (vgl. Fairclough 1989: 1). Dies wird im Rahmen dieser wissenschaftlichen Disziplin nicht nur als eine bewusste Festlegung von Untersuchungsobjekten und eine Art Zielvorgabe angesehen, sondern soll zudem auch eine normative Funktion erfüllen. Neben dem Aufdecken und Darstellen von Strukturen sozialer und sprachlicher Machtverhältnisse geht es zudem um die Gründe und Konsequenzen dieser Ergebnisse. Da gerade der Begriff Macht auch leicht normativ verwendet werden kann, besteht hier die Gefahr, dass Bewertungen einer wissenschaftlichen Analyse vorgezogen werden. Obwohl sie sich diesem Dilemma bewusst sind, betonen Vertreter der CDA, dass Forschung nie völlig neutral sein kann und dass sie trotz des Versuchs der Distanzwahrung ihrer Forschung bewusst und gewollt normative Tendenzen hinzufügen (vgl. Wodak 1989a: XIV). Durch die Öffnung zu konkreten Bewertungen hin, dem damit betonten Gegensatz zum positivistischen Wissenschaftsverständnis und durch eine feste Forschungsperspektive aus Sicht der „Ohnmächtigen"[14] (Menz 1989: 228) soll eine besonders kritische und hintergründige Analyse fernab von einengenden Postulaten ermöglicht werden.

Hierbei ist anzumerken, dass gerade diese Forschungshaltung an sich schon eine starke Wertung in sich trägt und eine Kritik gegenüber der Gesellschaft und der

---

[13] Diese Problematik spricht Ruth Wodak selber indirekt an, indem sie die Frage nach der notwendigen Menge an Kontextinformationen für eine befriedigende Analyse stellt (Wodak 2002: 24).

[14] Mit „Ohnmächtigen" ist die Perspektive derjenigen gemeint, welche weder über Normsetzungskompetenz im sprachlichen Bereich noch über eine gesicherte Machtposition innerhalb der Gesellschaft verfügen. Gerade „Opfer" von Sprachbarrieren oder politisch wie sozial wenig einflussreiche Gesellschaftsschichten sollen hier als Ausgangspunkt genommen werden. Damit soll sich die Forschung bewusst von der sonst allgegenwärtigen und beeinflussenden Meinung und Normsetzung der herrschenden Klasse (und damit auch der herrschenden Forschungsmeinung) distanzieren, um eigene Konzepte und neue Erklärungen entwickeln zu können. (Wodak 2002: 9).

herkömmlichen Forschung darstellt. So produktiv eine Loslösung von der etablierten Wissenschaft und deren Normen sein kann, so sehr kann sie sich aber auch von feststehenden Erkenntnissen und der Realität lösen und sich damit in scheinbar endlosen Hinterfragungen verfangen, ohne ein konkretes Ergebnis zu produzieren.

Abschließend muss darauf hingewiesen werden, dass die Critical Discourse Analysis keine einheitliche theoretische Basis besitzt, sondern ihre Vertreter lediglich eine Überreinstimmung in den oben beschriebenen Aspekten erreicht haben. Dies bedeutet, dass Wissenschaftler aus dieser Forschungsdisziplin sich auf keine festen und gemeinsamen Konzepte und Forschungen stützen können (vgl. Wodak 2002: 7), sondern sich verschiedener Theorien bedienen bzw. sich eine eigene theoretische Grundlage erst schaffen müssen, bevor sie sich an eine empirische Untersuchung machen. Diese Problematik der fehlenden theoretischen Schärfe betrifft insbesondere die Schlüsselbegriffe der CDA und somit auch den Begriff der Macht, welches im folgenden Abschnitt zu sehen sein wird.

2.3.2. Machtkonzepte

Aufgrund der angesprochenen Definitionsunschärfe werden nun zwei wesentliche Konzepte des in der CDA oft genutzten Begriffes Macht vorgestellt, ohne jedoch gegen Ende eine einheitliche Definition dieses Begriffs für diesen Forschungsbereich präsentieren zu können. Zunächst soll in diesem Zusammenhang etwas ausführlicher auf die machttheoretischen Äußerungen Norman Faircloughs eingegangen werden, der sich in größeren Ausführungen dem Verhältnis von Sprache und Macht zugewandt hat.

Fairclough unterscheidet demnach zwischen „power in discourse" und „power behind discourse" (Fairclough 1989: 43). Mit Ersterem bezieht er sich auf direkt eingesetzte Machtmittel in Gesprächen, welche sich beispielsweise in geäußerter Kritik, Belobigungen, Direktiven oder auch rhetorischen Fragen widerspiegeln können. Hierfür benennt er drei sprachlich und sozial relevante Gebiete, die von diesen Machtressourcen beeinflusst werden können. Erstens wäre hier der Inhalt („content") zu nennen, welcher über Themen steuernde Elemente kontrolliert werden kann. Zweitens bezieht er sich auf die Beziehung der Gesprächspartner untereinander („relations"), die eine Konversation einerseits determiniert, sich aber auch im Verlauf des Gesprächs ändern kann. Drittens schließlich erwähnt er den Bereich der Meinungen und Positionen („subjects“), welche die Gesprächspartner zu einem Gesprächsgegenstand besitzen und diese auch explizit äußern können. Diese drei Gebiete können mittels „power in discourse“ je nach Situation und Sprecher mehr oder weniger kontrolliert bzw. beeinflusst werden.

Der Bereich, den Fairclough „power behind discourse“ nennt, bezieht sich auf alle Machtgefüge, welche meist längerfristig im Hintergrund ablaufen. Hierzu zählt er beispielsweise die Gesprächstypwahl, welche für ihn einen hohen Stellenwert einnimmt, da dadurch grundlegende Einstellungen des Gesprächs festgelegt werden, die sich auch dauerhaft auf die oben erwähnten Begriffe „content“, „relations“ und „subjects“ auswirken können. Außerdem zählen für ihn die Konsequenzen der Sprach- und Schriftbeherrschung zu diesem Machtbereich (vgl. Fairclough 1989: 64). Gute Sprachkenntnisse sind gesellschaftlich hoch angesehen und erlauben beispielsweise den Zugang zu guten Arbeitsplätzen und können außerdem einen hohen Status widerspiegeln. Analphabetismus hingegen erschwert nicht nur das soziale und berufliche Leben, sondern weist die Person in der Wahrnehmung anderer einer niedrigen und schlecht angesehenen sozialen Schicht zu. Dabei kann verwendetes Fachvokabular diese Differenzierungsprozesse noch verstärken. Weiterhin wird auch auf die Kontrolle über den Zugang zu Diskursen hingewiesen, welche ebenfalls die Struktur für mögliche sprachliche Interaktionen vorgeben oder beeinflussen kann (vgl. Fairclough 1989: 62). All diese Beispiele zeigen, inwiefern Macht die sozialen Hintergründe für schriftliche und mündliche Kommunikation determinieren kann und dass dieser zweite Machtbegriff klar von dem spontanen, kurzfristigen Einsatz des zuerst beschriebenen „power in discourse“ zu trennen ist.

Eine weitere von Fairclough geäußerte Option ist die der Tarnung von Machtverhältnissen. In direkter Kommunikation bezeichnet „hidden power“ eine Verschleierung der Äußerungsabsicht. Dieses Phänomen, welches dem in der Sprechakttheorie entwickelten Konzept des indirekten Sprechaktes sehr nahe kommt, zeigt sich beispielsweise, wenn ein Befehl höflich formuliert wird oder eine negative Wertung bzw. Kritik euphemistisch übermittelt wird. Der wichtigste Anwendungsbereich für versteckte Macht ist für Fairclough allerdings die Kategorie „power behind discourse“. In Bezug auf Massenkommunikation kann die Macht bzw. die Quelle der Macht in Form einer Person oder Schicht in diesem Fall vom Rezipienten nicht eindeutig ausgemacht werden, da das Machtverhältnis entweder bewusst oder zufällig verschleiert wird. Belegt wird dies an nachrichtlichen Mitteilungen, in welchen – begründet durch ihre vorgespielte Neutralität gegenüber einem Massenpublikum – oftmals nicht erkennbar ist, wessen Standpunkt in einer veröffentlichten Meldung dargestellt wird und welche Interessen dabei vertreten werden. Nach Fairclough sind dies meist die herrschenden Schichten, welche auf diese Weise bestimmte Interessen und Machtbeziehungen durchsetzen, ohne dass dies publik wird. Aus Gründen der Übersichtlichkeit kann dieses Modell nicht weiter ausgeführt werden, aber gerade an diesem Beispiel lässt sich meiner Ansicht nach verdeutlichen, dass hier die Erkenntnisgewinne die linguistische Disziplin verlassen und eher medientheoretische oder rein soziologische Wissenschaftsbereiche berühren.

Letztlich sei noch zu erwähnen, dass beide großen Machtbereiche für Fairclough allerdings nicht statisch strukturiert sind, sondern im Gegenteil sehr dynamisch:

> „[...] power [...] is never definitely held by any one person, or social grouping, because power can be won and exercised only in and through social struggles in which it may also be lost”
>
> (Fairclough 1989: 55)

Macht wird nach seiner Definition also nicht besessen, sondern in ‚sozialen Konflikten’ erkämpft oder verloren. Gerade diese These kommt dem weiter oben ausgeführten Konzept von Macht als Ressource oder Potenzial sehr nahe, da bei beiden Modellen Macht nicht als feste Größe zugeschrieben bzw. besessen wird, sondern dies je nach Hintergrund oder Rahmenbedingung variabel gehalten ist und genauso flexibel sprachlich angewendet werden kann.

Ein ähnliches Machtkonzept ist bei den Autoren Sik Hung Ng und James Bradac zu finden, welche ebenfalls ein dualistisches Prinzip anbieten. Sie unterscheiden zwischen „power to“, der konkreten Realisierung von Zielen und das Erreichen von intendierten Auswirkungen durch sprachlich manifestierte Machteinflüsse, und „power over“, welches die allgemeine Macht über eine Person umschreibt und oft institutioneller Natur ist (vgl. Ng / Bradac 1993: 3). Die Quelle der Macht ist hierbei an Status, Kompetenz und den Kenntnissen von kommunikativer Dynamik (Aggressivität, Lautstärke, Aktivität etc.) geknüpft und somit durchaus anders als bei Fairclough den sozialen oder kommunikativen Eigenschaften einer Person fest zuzuschreiben.

Auch de Kadt plädiert in ihrem Beitrag für dieses Machtkonzept und verweist zusätzlich darauf, dass Macht wie auch bei Fairclough offen und verdeckt wirken kann. Zusätzlich ist sie der Ansicht, dass Machtverhältnisse prinzipiell jede Kommunikation determinieren und somit im gesellschaftlichen Hintergrund jeder Konversation aktiv sind. Diese These würde eine Möglichkeit eröffnen, Machtkonzepte, die in der konkret analysierenden Anwendung derzeit fast ausschließlich auf institutionelle Kommunikation beschränkt sind, als normale sprachliches Muster zu begreifen. Ob dies zu gewagt ist oder eine neue Forschungsmöglichkeit eröffnet wird, kann hier leider nicht weiter verfolgt werden.

Abschließend sei noch zu erwähnen, dass für de Kadt Macht ausschließlich im Rahmen von sozialen Verhältnissen ausgeübt wird und somit „jede soziale Interaktion prinzipiell reziprok konstruiert ist." (De Kadt 1992: 12). Folgt man diesem Verständnis, ist eine Verwendung eines wie immer gearteten sprachlichen Machtbegriffes in Bezug auf Medien im Rahmen der CDA wie Fairclough sie vorschlägt, nicht mehr möglich. Hiermit wird schließlich der sprachliche Machtbegriff zurückgeführt auf die mündliche Interaktion und die von Fairclough angestrebte Erweiterung in Richtung massenmedialer bzw. schriftlicher Vermittlung zurückgenommen.

Aus den vorangegangenen Beschreibungen wurde ersichtlich, dass innerhalb der CDA prinzipiell eine gemeinsame Vorstellung des Begriffes Macht existiert, auch wenn sich bei der konkreten Ausdifferenzierung und den Definitionen Unterschiede ergeben. Weiterhin versuchen sich die Theorien von dem sozialwissenschaftlichen Umfeld zu lösen und sich der sprachwissenschaftlichen Betrachtungsweise zu nähern, auch wenn einige konkretere linguistische Methoden und Beispiele meiner Ansicht nach hilfreich und wünschenswert gewesen wären.

2.4. Zwischenfazit

Es lassen sich zwei wichtige Punkte zur Verwendung des Begriffs der Macht in der Linguistik festhalten: Erstens ist es auffällig, dass der Begriff der Macht konkret wenig genutzt wird, obwohl viele Analysen und Untersuchungsgegenstände den Gebrauch eines Machtkonzeptes nahe legen. Gerade im Bereich der Soziolinguistik, der Fachkommunikation und im Rahmen der Gesprächsanalyse scheint die Verwendung des Begriffes, unterfüttert mit einer angemessenen Theorie, sehr hilfreich zu sein, zumal er oft im Hintergrund der Analysen zu stehen scheint. Hier allerdings kommt das zweite Ergebnis dieses Kapitels zum Tragen. Wenn Macht in wissenschaftlichen Texten Erwähnung findet, so ist der Begriff fast durchweg lückenhaft oder fragwürdig definiert und selten in ein umfassendes theoretisches Konzept eingebunden. Außerdem wird Macht in seiner Anwendung fast ausschließlich auf Institutionen und soziale Hintergründe von Gesprächen bezogen, aber kaum auf die konkrete linguistische Realisierung.

Ein Grund für den seltenen und undifferenzierten Gebrauch könnte die Normativität des Wortes sein. Der Begriff wird selten in einem neutralen Sinne genutzt und vermittelt zudem eine starke Motivation für die Handlungen, denen Macht unterstellt wird. Gerade dies ist in der Linguistik und speziell in der Gesprächsanalyse allerdings ein großes Problem. In Gesprächen können bestimmte Abläufe nur genau beschrieben und Strukturen sichtbar gemacht werden. Präzise Gründe allerdings können in diesem Zusammenhang nur hypothetisch formuliert werden und eine erschöpfende Klärung der Sprechermotivation ist prinzipiell nicht möglich. Dieser Bedeutungskonflikt könnte ein Grund für das gespannte Verhältnis zwischen Macht und den linguistischen Disziplinen sein, welches sich in der geringen Nutzung widerspiegelt.

Allerdings hat sich auch gezeigt, dass ein klar definierter Machtbegriff durchaus in der Linguistik etabliert werden kann. Eine gute theoretische Annäherung fand sich zum Beispiel bei dem Konzept von Brock und Meer, welche den Begriff von dem sozialwissenschaftlichen Umfeld lösten und ihn einer linguistischen Betrachtungsweise annäherten. Ebenfalls interessant sind in meinen Augen die

Konzepte der CDA, auch wenn hier die Definitionen variieren und teilweise etwas zu interdisziplinär genutzt werden. Doch insgesamt lassen diese Theorien eine konkrete linguistische Ausdifferenzierung vermissen. Bis auf einige Verweise auf Redeanteile oder Themensteuerung fanden sich verschwindend wenige konkrete Bezüge zu linguistischen Größen und Methoden, sodass auch hier der Begriff der Macht weiterhin unscharf blieb.

2.5. Der Versuch einer Kategorisierung

In diesem Abschnitt soll nun eine eigene linguistische Definition und Kategorisierung des Machtbegriffes versucht werden. Als zweite Grundlage neben der vorangegangen wissenschaftlichen Bestandsaufnahme wird kurz der mikropolitische Machtansatz vorgestellt, der eine wesentliche Inspiration für das eigene Machtkonzept darstellt.

2.5.1. Grundlagen

Der Ausgangspunkt für die eigene linguistische Machtdefinition lag in einer mikropolitischen Studie von Ortmann, Windeler, Becker und Schulz aus dem Jahre 1990 (vgl. Ortmann / Windeler / Becker / Schulz 1990). Die Autoren untersuchten hierbei verschiedene Unternehmen gegen Ende der 80er Jahre, welche im Begriff waren Teile des Betriebes mit EDV-Kapazitäten auszurüsten. In diesem Umfeld wurde erforscht, wie Macht innerhalb von Organisationen von Individuen und kleineren Interessengruppen ausgeübt wird. Hierbei ging es also weniger um große, öffentlich geführte Auseinandersetzungen, als vielmehr um kleinere firmen- oder gruppeninterne Konflikte.

Um diese in ihrer Vielfältigkeit und in Bezug auf ihre verschiedenen Ressourcen zu untersuchen, konzipierten sie unter Rückgriff auf die Erkenntnisse der verhaltenswissenschaftlichen Entscheidungstheorie und der strategischen Organisationsanalyse[15] ein Modell, welches die verschiedenen Dimensionen der Machtausübung kategorisierte:

[15] Die verhaltenswissenschaftliche Entscheidungstheorie beschreibt das Verhalten und die Auswahlkriterien von Individuen, die schließlich zu einer Entscheidungsfindung führen. Hierbei spielen der Einfluss von Organisationen und Umgebungsfaktoren auf diesen Prozess eine besondere Rolle. Die Strategische Organisationsanalyse hingegen erläutert durch Rückgriff auf die soziologische Spielmetapher das Wechselverhältnis von Macht und Personen innerhalb von Organisationen. Auf dieser Grundlage werden organisationsinterne Konflikte und Aushandlungsprozesse beschrieben, sowie die dahinter stehenden Regeln und Motivationen erläutert. Auf die weiteren Grundlagen dieser sozialwissenschaftlichen Theorie kann aus Platzgründen nicht weiter eingegangen werden, daher sei hier auf die weiterführende Literatur verwiesen (Ortmann / Windeler / Becker / Schulz 1990: 13-53 und Bogumil, Jörg / Schmid, Josef (2001): „Politik in Organisationen. Organisationstheoretische Ansätze und praxisbezogene Anwendungsbeispiele." Opladen: Leske und Budrich. [= Grundwissen Politik; 31]).

Abbildung 4: Modalitäten der Machtausübung in (Wirtschafts-)Organisationen

Dimensionen	sinnlich-ästhetische Dimension	kognitive Dimension	normative Dimension	autoritativ-administrative Dimension	ökonomische Dimension	technische Dimension
Ebene der Modalitäten	- Wahrnehmungsmuster - Formen von Handlungen und Handlungsgegenständen (-mitteln und -resultaten): Attraktivität; Architektur der Disziplin; "Ästhetik der Macht"	- Deutungsschemata; Organisationsvokabular, Mythen, Symbole, Leitbilder (s. dazu den Abschnitt II.3.) - Expertenwissen	- rechtliche Normen - organisatorische (formelle und informelle) Regeln (insbesondere Vorgabe von Handlungs- und Entscheidungsprämissen, Ausführungsprogramme)	- Autorität - Administration/ Organisation (insbes.: Arbeitsorganisation, bürokratischer Herrschafts- und Verwaltungsapparat) - Fähigkeiten und Fertigkeiten	- ökonomische Machtmittel (Geld und geldwerte Güter, dann z.B. auch: Investitionen, Budgets)	- Rohstoffe - Produktionstechnik - Informations- und Kommunikationstechnik
		"Organisationskultur"				
Ebene der Handlung	Sinnliche Wahrnehmung und Formgebung	Kommunikation (insbes.: "politics of reality", s. dazu den Abschnitt I.5.)	Sanktion	autoritativ-administratives Handeln	wirtschafliches Handeln	Technisierung

(Ortmann / Windeler / Becker / Schulz 1990: 30)

Trotz der Fixierung der Modalitäten auf den Machteinsatz in Organisationen ist gleichsam auffällig, dass neben größeren Interessengruppen auch einzelne Individuen und deren Handlungen mit diesem Konzept erfasst werden können. Im Verlauf der oben beschriebenen Studie konnten diese Modalitäten daher auch zur Erklärung und Beschreibung verschiedenster Handlungen und ‚Machtkämpfe' zwischen Einzelpersonen herangezogen werden.[16]

Auffällig ist weiterhin, dass die Autoren in ihrem Konzept nicht nur die verschiedenen Dimensionen der Macht benennen, sondern zudem auf die „Ebene der Handlung" hinweisen, in welcher sich die Machtausübung vollzieht. Gerade dieser konkrete Anwendungszusammenhang wird bei der Umsetzung in ein sprachwissenschaftliches Konzept und für deren spätere Anwendung von Vorteil sein.

2.5.2. Sprachliche Erscheinungsformen von Macht

Für eine grundlegende Definition soll zunächst angemerkt sein, dass sich hier lediglich auf den Bereich sprachlicher Macht bezogen wird, der von Fairclough als „power in discourse" und von de Kadt als „power to" bezeichnet wurde. Jegliche darüber hinaus gehenden Machttheoreme werden aufgrund zu großer Interdisziplinarität nicht weiter beachtet. Des Weiteren greife ich auf die Ausführungen von Brock und Meer zurück und werde Macht als eine Ansammlung von sprachlichen Merkmalsbündeln bezeichnen, welche in der Lage sein können durch eine konkrete Realisierung den Gesprächspartner so zu beeinflussen, dass eigene Zielvorstellungen, wie beispielsweise ein gewisser Gesprächsverlauf oder die Ausführungen von bestimmten Handlungen, erreicht oder zumindest wahrscheinlicher werden. Dabei kann das Ergebnis sehr unterschiedlich sein. Der Versuch der Beeinflussung des Gegenübers kann teilweise oder ganz glücken, aber auch scheitern. Das hängt neben der

---

[16] Auch ein einzelnes Individuum kann beispielsweise die finanziellen Mittel einer Firma zumindest in Teilen verwalten (ökonomische Dimension), die Arbeitszeiten festlegen (autoritativ-administrative Dimension) oder mit seinem Expertenwissen für bestimmte Abläufe unersetzlich sein (kognitive Dimension). Diese Machtressourcen können schließlich als Druckmittel eingesetzt werden, um gewisse Ziele gegenüber anderen zu erreichen.

Gesprächsdynamik im Wesentlichen von Rahmenbedingungen wie zum Beispiel dem institutionellen Umfeld und dem Rollenverständnis ab.

Nun soll ein Schritt weiter gegangen werden, der Begriff ‚sprachliche Merkmalsbündel' ausdifferenziert werden und die bisher an der Forschung bemängelte Konkretisierung auf linguistische Eigenschaften hin erfolgen. Für eben diese Kategorisierung wird das mikropolitische Modell als Basis herangezogen, denn obwohl es sich dabei um eine fachfremde, nämlich sozialwissenschaftliche Quelle handelt, kann sie aufgrund verschiedener, unten aufgeführter Kriterien auf die Unterscheidung sprachlicher Erscheinungsformen von Macht in einem institutionellen Kontext übertragen werden.

Erstens sind, um erneut auf die Sprechakttheorie zurückzugreifen, sprachliche Äußerungen ebenfalls Handlungen. Sie unterliegen Einflüssen durch ein äußeres, strukturiertes Umfeld und können andere Personen zu beeinflussen versuchen. Dieser Vorgang – und das leitet direkt über zum zweiten Aspekt – findet in einem Handlungsrahmen statt. Die mikropolitische Studie verortet die ‚Machtkämpfe' in Organisationen, während der Untersuchungsgegenstand dieser Arbeit, die Arzt-Patienten-Gespräche, in einem institutionell-medizinischen Rahmen stattfinden. Beide Umgebungen sind hierbei durch starke Strukturen, Formalia und organisatorische Abläufe geprägt und daher miteinander vergleichbar.[17] Drittens schließlich ist, wie oben erwähnt, eine analytische Anwendung der mikropolitischen Machtmodalitäten auf Einzelpersonen möglich, um deren Handlungen in einen Erklärungszusammenhang zu bringen und sie machttheoretisch zu verorten. Dieser Aspekt macht die Machtdifferenzierung für die ambulante medizinische Kommunikation besonders interessant, da hier fast ausschließlich zwei Personen miteinander kommunizieren.

Somit können die sprachlichen Erscheinungsformen von Macht als ein Unterpunkt zu den von Ortmann u.a. beschriebenen Handlungsformen angesehen werden, welche den Umgang mit Macht und deren Einsatz in organisa-

---

[17] Diese Ausrichtung des Handelns im Rahmen von Strukturen wird in der Mikropolitik als „Entscheidungskorridor" bezeichnet. Es handelt sich hierbei um einen Begriff, der meiner Einschätzung nach auch zur Verwendung von sprachlichen Mustern in institutionellen Umgebungen herangezogen werden kann und somit ebenfalls eine Disziplin übergreifende Verwendung stützt.

torisch-institutionellen Umgebungen zum Ziel haben. Aufgrund dieser wesentlichen Übereinstimmung wurde die Klassifikation als Vorbild genommen und wurden die Modalitäten der Machtausübung auf den sprachlichen Bereich übertragen. Im Folgenden sind die einzelnen sprachlichen Erscheinungsformen von Macht in einer Übersicht aufgelistet:

Modalitäten der Machtausübung in institutioneller medizinischer Kommunikation

Dimensionen	prosodische Dimension	kognitive Dimension	normative Dimension	autoritativ-administrative Dimension	außersprachliche Dimension	nonverbale Dimension
Ebene der Modalitäten	- Sprechtempo - Intonation - Quantität - Sprechrhytmus - Akzent	- Semantik - Vokabular - Wissensbestände - mögliches Expertenwissen und darauf basierende Fachsprachennutzung	- Zielsetzung - Problemdefinition - Grundlegende Gesprächsstruktur	- Themensteuerung - Rederechtverteilung	- Verweis auf außersprachliche Machtquellen (Überweisungen, Krankenschein / Praxis als Zuständigkeitsbereich für den Arzt)	- Mimik - Gestik - Körperkontakt
Ebene der Handlung	- phonetische Äußerung	- Äußerungen von Fachbegriffen - Nutzung spezieller Untersuchungsinstrumente und -verfahren - Wissenstransfer	- Unterteilung in Anamnese, Diagnose und Therapie - Krankheitsdefinition - Therapiefestsetzung	- Ablauf der Anamnese (Frage-Antwort-Sequenz) - "Sonderrechte des Arztes"	- Organisatorische Abläufe - Gestaltung und Nutzung der Praxis bzw. des Behandlungsraums	- körperliche Untersuchung - körperliches Verhalten während des Gespräches

Wie auf der Darstellung zu sehen ist, wird der Bereich der sinnlich-ästhetischen Dimension auf die stimmlichen Merkmale der Kommunikation bezogen und dementsprechend in prosodische Dimension umbenannt. Merkmale des Stimmverhaltens wie beispielsweise die Intonation oder das Sprechtempo sind die entsprechenden Handlungen innerhalb dieser Dimension, die in ihrem Bezug zur phonetischen Äußerung überdies eine starke Ähnlichkeit mit dem Äußerungsakt der Sprechakttheorie aufweist.

Der zweite Bereich der kognitiven Dimension konnte mit nur wenigen Veränderungen übernommen werden. Neben dem verwendeten Vokabular und deren Bedeutungszuschreibung, also Teilen der Lexik und Semantik, spielt besonders das Expertenwissen eine große Rolle. Die Ebene der Handlung betrifft hier im Besonderen die Verwendung von fachsprachlichen Elementen im Rahmen des Wissentransfers und die Kompetenz des Arztes Untersuchungen innerhalb der Anamnese durchzuführen. Weiterhin spielt auch die Fähigkeit die Diagnose und eine dazu passende Therapie erstellen zu können eine wichtige Rolle.

Die dritte Kategorie widmet sich den normativen Merkmalen eines Gesprächs, also der Zielsetzung, der Problemdefinition und der Grobstrukturierung des Gespräches. Dies findet sich insbesondere in der Aufteilung des Gesprächs in Anamnese[18], Diagnose (Krankheitsdefinition) und Therapie (‚Problemlösung') wieder.

Die autoritativ-administrative Dimension beinhaltet die wichtigen Komponenten der Rederechtverteilung und Themenstruktur, welche im Rahmen der Frage-Antwort-Sequenzen der Anamnese eine entscheidende Rolle spielen. Den Begriff der Autorität aus der mikropolitischen Übersicht wird in diese beiden Komponenten integriert, da beispielsweise eine aggressive Selbstwahl durch Unterbrechung dem Gesprächspartner eine Autoritätsabsicht demonstriert. Der

---

18 Bei der Anamnese handelt es sich um die in einem Gespräch eingebettete Übertragung von Informationen vom Patienten zum Arzt. In den verschiedenen Themenkomplexen können unter anderem genaue Leidensbeschreibungen, die Krankgeschichte oder auch familiäre Umstände eine Rolle spielen. Eine differenzierte Beschreibung und Einordnung der Anamnese findet sich im Kapitel über die medizinische Kommunikation.

in der Originalübersicht etwas ungenau beschriebene Unterbereich der Fähigkeiten und Fertigkeiten wird hier nicht übernommen, sondern geht im bereits erwähnten Expertenwissen und im Bereich der außersprachlichen Machtquellen auf.

Die fünfte Kategorie umfasst die Komponenten der ökonomischen und technischen Dimension. Aus Gründen der besseren Anwendbarkeit auf spätere Gespräche und um eine unnötige Aufsplitterung in zu kleine Klassen zu vermeiden, wurden hier einerseits der technische Bereich (Bedienung der Untersuchungsgeräte und des Computers zur Verwaltung von Patienteninformationen) und andererseits der ökonomische Bereich (Medikamentenzuzahlungen, Praxisgebühr und die Kommunikation mit den Krankenkassen) in der außersprachlichen Dimension zusammengeführt. Zusätzlich wurde diese Klasse um Details erweitert, welche so in der mikropolitischen Einteilung nicht vorgesehen sind oder in anderen Dimensionen mit verortet waren. So zählen zu den Machtressourcen auch rechtliche und organisatorische Aspekte, welche den Kontakt zwischen Arzt, Patient und Krankenkassen betreffen und darüber hinaus auch eventuell weiterführende Behandlungen bei Fachärzten oder im Krankenhaus beinhalten können. Die wichtigen Aspekte dieser Dimension sind, um in der Linguistik zu bleiben, nicht die Machtpotenziale an sich, sondern deren Nennung und Betonung im Rahmen des kommunikativen Prozesses.

Die letzte und von mir neu hinzugefügte Machtdimension betrifft das nonverbale Gesprächsverhalten. Dies zeigt sich selbstverständlich in Gestik und Mimik, aber auch im persönlichen Schutzkreis durchbrechenden Körperkontakt bei einer Untersuchung.[19] Da das nonverbale Verhalten allerdings eine sehr weite Kategorie ist und zudem im engeren Sinne keine sprachliche Erscheinungsform von Macht darstellt, wird sie in der weiteren Analyse nicht berücksichtigt werden, sondern wurde nur der Vollständigkeit halber in das Schema integriert. Dies ist auch darin begründet, dass es sich bei der Datenquelle um ein Tonband und nicht um eine Videoaufnahme handelt und so

---

19 Der Arzt hat hier eine besondere Befugnis, die Ehlich treffend beschreibt: „Der Körper und die Körperlichkeit werden in unserer Kultur von einer historisch herausgebildeten Schutzzone umgeben. Diese Intimität durchbricht das ärztliche Handeln notgedrungen.“ (Ehlich, Konrad 1993: 84).

keine verwertbaren Aussagen zu nonverbalen Handlungen gemacht werden können.[20]

Abschließend soll darauf hingewiesen werden, dass nicht jede der genannten Beispielhandlungen per se in die entsprechenden Machtdimensionen eingeteilt werden kann. Hier soll erneut auf die von Brock und Meer entwickelte Definition verwiesen werden, welche Macht als Ressource oder Potenzial versteht. Eine körperliche Untersuchung oder eine starke Intonation bei einer ärztlichen Aussage muss daher nicht prinzipiell eine Anwendung ärztlicher Macht sein. Sie hat aber die Möglichkeit bzw. das Potenzial eine zu sein, wenn der Arzt sie in einem gewissen Zusammenhang verwendet. Hierbei spielt auch die von Fairclough beschriebene „hidden power" eine Rolle. Denn die Anwendung sprachlicher Macht kann, wie später zu sehen sein wird, je nach Absicht eher offen oder verdeckt geschehen, welches unterschiedliche Einflüsse auf die unmittelbare sprachlichen Abläufe und damit auch die gesamte Konversation haben kann.[21]

Die Analyse der verschiedenen Machtdimensionen und ihrer Realisierung in Gesprächen wird nach einer ausführlichen Vorstellung des Forschungsstandes zur medizinischen Kommunikation im späteren Verlauf dieser Arbeit am Beispiel eines hausärztlichen Arzt-Patienten-Gespräches erfolgen. In der konkreten Anwendung auf das Transkript wird sich zudem zeigen, ob die Machtkategorisierung eine praktische Anwendbarkeit besitzt und inwiefern sie mit ärztlichen Gesprächsabsichten verbunden ist.

---

[20] Hinzu kommt, dass die Hausarztpraxen selber nicht bekannt und keine Daten dazu verfügbar sind, so dass beispielsweise jede Hypothese bezüglich der Schritte und Bewegungen höchst spekulativ wäre.

[21] Es ist dabei darauf hinzuweisen, dass es meiner Einschätzung nach keine Klassifikation für versteckte und offene Machtanwendung gibt, sondern dass hier von einem Kontinuum gesprochen werden kann, welches sich zwischen den zwei Extremen erstreckt und in welchem eine sprachliche Machtäußerung angesiedelt ist. Näheres dazu findet sich auch in Kapitel 5.4.6. (S. 177) im Anschluss an die linguistische Analyse.

3. Medizinische Kommunikation

3.1. Grundsätzliches

In seiner Arbeit zur medizinischen Kommunikation weist Fehlenberg auf ein simples, aber sehr grundlegendes Faktum hin: Ein Arzt hat prinzipiell nur zwei Möglichkeiten selbstständig Informationen über seinen Patienten zu gewinnen: die körperliche Untersuchung und das Arzt-Patienten-Gespräch (vgl. Fehlenberg 1987: 9). Während die Diagnoseerstellung in einem Krankenhaus durch Ausstattung und Arbeitsteilung womöglich mehr zu Untersuchungen des Körpers neigt, ist die eigenständige Arztpraxis hier wegen fehlender Ausrüstung weit mehr auf kommunikativ übermittelte Daten angewiesen. Dies ist in der Praxis eines Allgemeinmediziners umso wichtiger, da dort der Mangel an technischer Ausstattung noch eminenter ist als beispielsweise bei einem Facharzt, der zwar ebenfalls über wenige aber hoch spezialisierte Gerätschaften für seine Arbeit verfügt.

So ist der Hausarzt abgesehen von einfacheren Untersuchungen des Patienten auf das direkte Patientengespräch als Informationsquelle angewiesen. Bestärkt wird die Wichtigkeit des Dialogs noch durch gesprächslinguistische Studien, die ergeben haben, dass eine gute Kommunikation zu einem besseren Verhältnis von Arzt und Patient und damit auch zu einer besseren compliance[22] führt (vgl. Oksaar 1979: 21). Daher stützt angemessenes sprachliches Verhalten in der Konsultation indirekt eine erfolgreichere Behandlung und sollte somit im Interesse des Arztes liegen. Auch von Patientenseite ist ein Drang zum Gespräch nachgewiesen worden, der sich oft sogar als „Mitteilungsdruck" (Rehbein 1993: 353) manifestiert. Das Berichten über die Krankheit vermittelt dem Arzt nicht nur die Informationen über die Gesamtsituation, sondern fördert auch eine

---

22 Compliance beschreibt prinzipiell die patientenseitige Akzeptanz einer Therapie und darauf aufbauend die vernünftige und verantwortungsvolle Durchführung der abgesprochenen Maßnahmen. Eine ausführliche Definition des Begriffs wird in Kapitel 3.6.1. (S. 102) vorgenommen.

eigene Krankheitsbewältigung. Belegt werden diese Thesen von Umfragen, die ergeben haben, dass Kommunikation mit dem Arzt von Patienten an erster Stelle bei einem Besuch erwartet wird und eine Medikamentenverschreibung beispielsweise erst mit großem Abstand an fünfter Stelle folgt (vgl. Klemperer 2003: 20-21).[23]

Dass die Kommunikation, wie in vielen Institutionen, oft nicht reibungslos verläuft, wurde bereits in der Einleitung angedeutet und ist einer der zentralen Aspekte der vorliegenden Arbeit. Diese Konflikte ergeben sich einerseits aus Wissensdifferenzen und den sich daraus ergebenen sprachlichen Missverständnissen (vgl. Fluck 1996: 97), aber auch durch das Arbeiten „[...] in einem Spektrum, das durch die Unterschiedlichkeit von Behandlungsanlässen einerseits und durch die Weite sich wandelnder ethischer Vorstellungen andererseits geprägt wird." (Abholz 1993: 48). Auf den nächsten Seiten wird versucht, verschiedene Einflüsse auf die medizinische Kommunikation nachzuvollziehen, um einen angemessenen Überblick zu schaffen und bereits hier mögliche Macht- und Konfliktpotenziale zu identifizieren.

Zunächst wird kurz auf die historische Genese der heutigen medizinischen Kommunikation und auf aktuelle Entwicklungen eingegangen. Anschließend werden die Rahmenbedingungen dieses Gesprächstyps und deren allgemeine Folgen genauer untersucht werden, namentlich das Rollenverständnis und die dazugehörige Sozialisation, Aspekte institutioneller Gesprächsführung, sowie die Auswirkungen der unterschiedlichen Wissensbestände, fachlicher Sprachvarietäten und Besonderheiten des medizinischen Wissenstransfers. Darauf aufbauend werden typische medizinische Gesprächsstrukturen und -Merkmale im Einzelnen angesprochen, um schließlich Bezug auf ihre Besonderheiten

---

23 Auf die Frage „Was erwarten Sie von ihrem Arztbesuch?" antworteten je nach Zielgruppe 88-99 % mit „Kommunikation". Es folgten „Partnerschaft" (77-87 %), „Gesundheitsförderung" (85-89 %), „klinische Untersuchung" (63 %) und schließlich „Medikamentenverschreibung" (25 %).
Zitiert nach: Little, P. / Everitt, H. / Williamson, I. / Warner, G. / Moore, M. / Gould, C. / Ferrier, Kate / Payne, Sheila (2001): "Preferences of patients for patient centred approach to consultation in primary care: observational study." In: *British Medical Journal* 322 (BMJ Publishing Group Ltd.), 468 – 472. (http://bmj.com/cgi/content/full/322/7284/468 [Zugriff: 20.03.2007]).

nehmend, ein kleines Zwischenfazit zu ziehen. Anschließend wird auf verschiedene Behandlungsziele eingegangen, welche die Forschung in den letzten Jahrzehnten entwickelt hat, um die Gesprächsasymmetrie zu beheben und die Behandlungsabläufe entsprechend konfliktärmer zu gestalten. Dazu gehören neben dem Begriff der compliance das kooperativ-partnerschaftliche sowie das psychosoziale Behandlungsmodell. Enden wird dieser Abschnitt damit, dass die vorgestellten Modelle kurz auf die Konversationsproblematiken bezogen und die daraus entstehenden Konsequenzen für den Arzt aufgezeigt werden.

3.2. Historische Genese

3.2.1. Geschichtliches

Die medizinische Kommunikation hat sich seit jeher parallel zu wissenschaftlichen und gesellschaftlichen Veränderungen entwickelt. Das zu Beginn dieser Arbeit angeführte Zitat zeigt in diesem Zusammenhang, dass die Fachsprache bereits im 13. Jahrhundert eine große Rolle spielte. Einen für die aktuelle Situation verantwortlichen, wesentlichen Entwicklungsschub in fachlicher wie sprachlicher Hinsicht erhielt die Medizin jedoch erst durch die Philosophie des Absolutismus. Der Körper wurde hier weniger als Ganzes gesehen, sondern als Zusammenbau verschiedener Teile, die einzeln repariert werden könnten (vgl. Ehlich 1993: 70). Diese Objektivierung mittels der Maschinen-Metapher half den Ärzten ihre Arbeit eher als Handwerk anzusehen, da sie „[...] einen stöhnenden, schreienden, protestierenden, um Hilfe flehenden Patienten gleichsam konzeptuell anästhetisierte, zum Schweigen brachte." (Ehlich 1993: 70).

Gestützt wurden das Konzept durch die weitergehende Technisierung der Medizin und die immer festere Verankerung der modernen Naturwissenschaften (vgl. Kaupen-Haas / Mischo-Kelling / Reiter 1993: 151-152). Die auf Technik und Apparaturen basierende Medizin schaffte es, manche Krankheitsphänomene objektiv zu erfassen. Die subjektiven Ansichten des Patienten wurden soweit möglich ausgeblendet und das Gespräch – früher zentrales Mittel der Informationsgewinnung – entwertet (vgl. Klemperer 2003: 8). Die Bedeutung von Gesprächen und subjektiven Einschätzungen sank mit der zunehmenden Technisierung der Medizin weiter und führte über längere Zeit ebenfalls zu statischen Rollenkonzepten (vgl. Scheibler 2004: 9)[24], die den Arzt als „Herr der Maschinen und der Gesundheit" definierte, während sich der Patient durch Sozialisation ein passives und abwartendes Verhalten aneignete.[25] Dieser Prozess betraf nicht nur Kliniken oder Spezialisten, sondern wirkte sich auch auf den Allgemein- und Hausarzt vor Ort aus, der vom Grundsatz her eigentlich einem entgegen gesetztem Ansatz folgt:

> „Der Allgemeinarzt hat täglich bei vielen Kranken die psychosozialen Bezüge in seine diagnostischen und therapeutischen Überlegungen einzubeziehen, er hat die Einwirkungen der Krankheit auf familiäre und berufliche Umstände zu berücksichtigen."
>
> (Pilau 1982: 30)

Die Entwicklung führte zu einer sichtbaren Gesprächsungleichheit zugunsten der Ärzte und begründete ein somatisch-paternalistisches[26] Modell der Arzt-Patienten-Interaktion (vgl. Klemperer 2003: 11), welches heute mehr und mehr im Zentrum der Kritik steht. Doch die Dominanz der somatischen Medizin war nie vollständig. Gerade in kleinen Praxen mit sich nicht stark ändernden Patientenkreisen und auch in ländlichen Gebieten blieben stets soziale wie psychische Komponenten ein – wenn auch nicht mehr so wichtiger – Stützpfeiler der Behandlung. Ab den 60er Jahren des 20. Jahrhunderts wurden dann aufgrund von systemimmanenten Kommunikationsschwierigkeiten und gesellschaftlicher Kritik wieder vermehrt patientenzentrierte Ansätze in Augenschein genommen und in die Lehrpläne der Universitäten integriert.

---

24 Insbesondere zeigte sich dies seit den 50er Jahren.

25 Andere Faktoren wie Status- und Rollenempfinden spielen hierbei selbstverständlich auch eine Rolle.

26 somatisch = ‚objektiv und krankheitsbezogen' / paternalistisch = ‚väterlich'. Siehe hierzu auch Kapitel 3.62 (Paternalistische und kooperative Verfahren / S. 104) und 3.63 (Somatische und Psychosoziale Konzepte / S. 107).

3.2.2. Jüngste Entwicklungen

In den letzten Jahren haben sich einige grundsätzliche Veränderungen des medizinischen Umfeldes ergeben. Dabei lassen sich in den Bereichen Organisation, Recht und Gesellschaft prinzipiell vier große Trends ausmachen.

Zunächst wäre der Wandel der Medizin hin zur Dienstleistungs- und Präventivmedizin zu nennen (vgl. Löning 1985: 47). Dies betrifft einerseits Phänomene wie Schönheitsoperationen und das Verschreiben der Pille, also Handlungen der Ärzte, die keine lebensrettenden oder körperliche Leiden lindernden Handlungen darstellen, sondern lediglich optionale Dienstleistungen zur persönlichen Steigerung des Lebenskomforts sind. Hinzu kommt, dass inzwischen nicht nur akute Krankheiten behandelt werden, sondern zudem die Risiken für diese Krankheiten an sich. Heinz-Harald Abholz beschreibt in seinem Aufsatz treffend, wie sich solche Entwicklung auf Arzt und Patient auswirkt:

> „War es in früheren Jahren vorwiegend so, dass Krankheit – verstanden als Einschränkung körperlichen Wohlbefindens oder für den Patienten erlebbare Lebensbedrohung – wesentlicher Inhalt aller Arzt-Patienten-Beziehungen war, so ist es zunehmend mehr das abstrakte Risiko für eine Krankheit geworden, was Inhalt vieler Arzt-Patienten-Beziehungen darstellt."
>
> (Abholz 1993: 48)

Hierbei betont er, dass die auf Statistiken basierenden Risiken für eine Krankheit oft als unmittelbare Bedrohung dargestellt werden und diese hauptsächlich behandelt werden. Die Veränderung der Krankheitsdefinition betrifft unmittelbar das Krankheitsempfinden des Patienten, da er die Risiken nicht wie der Arzt klar einordnen kann und somit ein diffuses Unsicherheitsgefühl erzeugt wird. Die Folge ist mit großer Wahrscheinlichkeit eine stärkere Bindung an den Arzt und sein Expertenwissen sowie an ein paternalistisches Behandlungssystem. Ich möchte an dieser Stelle darauf hinweisen, dass die Präventivmedizin nicht kritisiert werden soll, sondern dass hier lediglich auf mögliche Konsequenzen für die Arzt-Patienten-Interaktion und das dazugehörige Machtverhältnis hingewiesen wird.

Der zweite Trend betrifft die veränderte Rechts- und Haftungslage. Es fand eine „Verrechtlichung der Medizin" (Wiese 2001: 228) statt, die – ausgehend von der Bürgerrechts- und Konsumentenbewegung der 60er und 70er Jahre (vgl.

Klemperer 2003: 9) – eine stärkere Informationspflicht und Entscheidungsbefugnis für den Patienten durchgesetzt und zudem die Haftungsmöglichkeiten für ärztliche Fehler deutlich verschärft hat (vgl. Fluck 1996: 255).

Drittens möchte ich näher auf den oben schon angedeuteten veränderten Informationsstand der Patienten eingehen. Nach Petra Löning und Jochen Rehbein „[…] weisen praktizierende Ärzte darauf hin, dass das Gespräch mit dem Patienten nicht einfacher, sondern komplexer und für den Verlauf der Behandlung auch relevanter geworden sei." (Löning 1993b: V-VI). Das Zitat beschreibt, dass sich aufgrund öffentlich verfügbarer Informationen (Internet, Ratgeber, Fernsehen etc.), der Kenntnisstand des Patienten verändert und er zudem aufgrund einer höheren Eigenbeteiligung an den Behandlungskosten einen größeren Drang zur Beratung und zum Wissensaustausch hat.

Der vierte und letzte Aspekt betrifft, basierend auf rechtlichen Veränderungen, die wirtschaftliche Lage des Arztes. Hiermit sind im Speziellen Reformen des Gesundheitswesens und Änderungen der ärztlichen Gebührenordnung gemeint. Um den Rahmen der vorliegenden Arbeit nicht zu sprengen, soll auf diese Thematik nicht weiter eingegangen werden. Es sei lediglich so viel gesagt, dass die wirtschaftlichen Bedingungen für Praxisärzte schwieriger und im Besonderen wesentlich komplexer geworden sind. Die Vergütung für ein ärztliches Gespräch ist vergleichsweise gering, was einen allgemein negativen Einfluss auf die Bedeutung und das Image des ärztlichen Gespräches mit sich bringt.[27]

---

[27] Vor den jüngsten gesundheitspolitischen Entwicklungen (Pauschalierung etc.) wurde beispielsweise das allgemeine Beratungsgespräch in der Gebührenordnung für Ärzte (GOÄ) mit 4,66 € (einfacher Gebührensatz) vergütet. Eine das gewöhnliche Maß übersteigende, ausführliche Beratung war 8,74 € wert. Hierbei war dies nicht der direkte Gewinn für den Arzt, sondern ein Bruttoeinkommen für die gesamte Praxis. Hiervon mussten auch Arzthelfer, Strom und andere Praxisgebühren bezahlt werden, ehe der Arzt den Restbetrag als Lohn erhielt. Auch durch die pauschale Bezahlweise, die aus zeitlichen Gründen nicht mehr in die Untersuchung mit einbezogen werden konnte, hat sich die Höhe der Geldbeträge für die oben beschriebenen Leistungen nicht grundsätzlich verändert, so dass auch die Konsequenzen aller Wahrscheinlichkeit nach noch immer nahezu unverändert konstatierbar sind.

3.3. Rahmenbedingungen

Bevor später die verschiedenen linguistischen Merkmale der Arzt-Patienten-Interaktion und des damit verbundenen Wissenstransfers beschrieben und erläutert werden, soll vorher noch die Frage geklärt werden, welche Faktoren ein Gespräch zwischen Arzt und Patient determinieren.

Hierbei möchte ich mich prinzipiell an dem Konzept von Petra Löning orientieren:

Quelle: Gebührenordnung für Ärzte online. http://www.e-bis.de/goae/defaultFrame.htm (Zugriff: 02.04.2007).

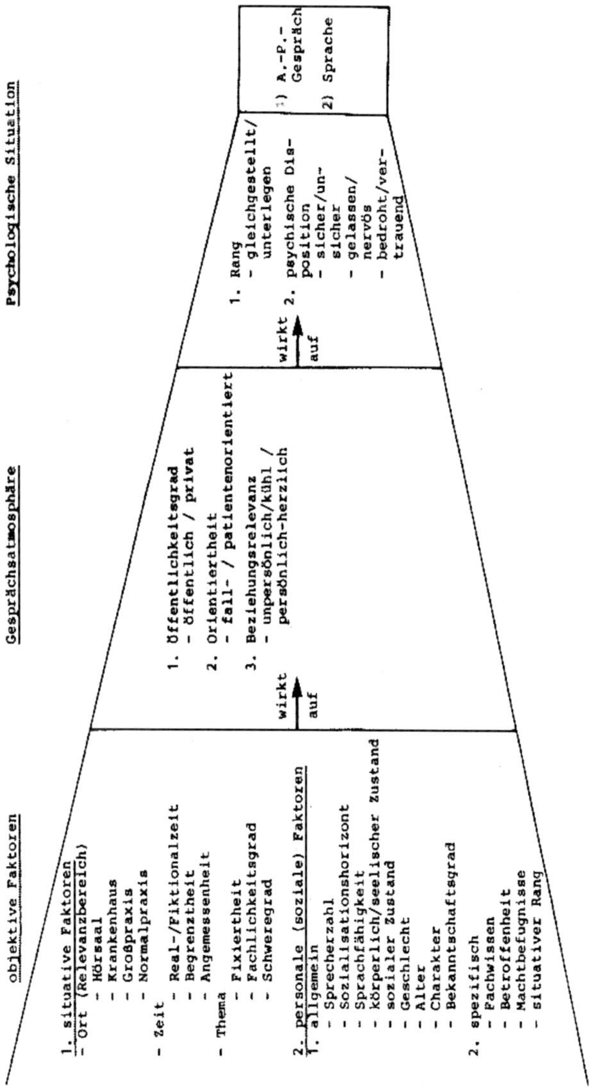

(Löning 1985: 34)

Löning unterteilt hierbei die das Gespräch beeinflussenden Rahmenbedingungen in objektive Faktoren, die Gesprächsatmosphäre und die psychologische Situation und zeigt damit anschaulich, wie viele verschiedene Umgebungsfaktoren einer herkömmlichen Arzt-Patienten-Interaktion zugrunde liegen. Während die psychologische Situation nur in einem konkreten Gespräch selber ansatzweise analysiert bzw. herausinterpretiert werden kann und daher nicht allgemein beschreibbar ist, so sind doch besonders die objektiven Faktoren gute Untersuchungskriterien, an welchen eine institutionalisierte Gesprächsumgebung festgemacht werden kann. Im folgenden Abschnitt werden daher die situativen Faktoren weitestgehend auf die Institution als Rahmen und Ort der Behandlung bezogen. Im Anschluss daran werden die personalen bzw. sozialen Faktoren im Kontext der Rollenbilder von Arzt und Patient behandelt, sowie deren Sozialisation und die gegenseitige Wahrnehmung erläutert. Hierbei werde ich allerdings den Aspekt des Fachwissens und der damit verbundenen Sprache in einem eigenen Abschnitt noch weiter herausarbeiten, da dieser ein zentraler Bestandteil für jedes Arzt-Patienten-Gespräch darstellt. Die Einbindung von Lönings zweiter Dimension, der „Gesprächsatmosphäre“ im Allgemeinen, halte ich für unpassend und nur schwer generalisierbar. Daher wird sie zum Teil in die Analyse der Umgebung und der Institution verlagert und zum anderen erst in der späteren Detailanalyse herangezogen.

3.3.1. Medizinische Institutionen

Dass ein Krankenhaus eine gesellschaftliche und selbstverständlich auch eine medizinische Institution darstellt, ist eine unumstrittene Tatsache. Doch wie sieht es mit einer Arztpraxis aus? Und besteht ein Unterschied darin, ob es eine Gemeinschafts-, Facharzt- oder Hausarztpraxis ist? Die Forschung ist sich dessen uneins. Uta Quasthoff plädiert für eine klare Unterscheidung, da Ärzte in einer Klinik im Sinne der Institution handeln. Die Institution bestimmt dabei die Aufgabenverteilung und übernimmt im Gegenzug einen Großteil der Verantwortung dafür. Im Gegensatz dazu steht ihrer Ansicht nach die einzelne Praxis:

„Im Fall der ärztlichen Praxis liegt die Verantwortung ausschließlich bei der einen Person des Arztes. Er muss als Einzelperson entscheiden, wie er die Verantwortung auslegt und wird dafür wiederum persönlich verantwortlich gemacht."

(Quasthoff 1990: 77)

Eine andere Ansicht vertritt Petra Löning, die in Anlehnung an Coulmas allgemeine Arztpraxen als Institutionen niederer Ordnung begreift, „[...] die von den Ärztekammern der Bundesländer sowie der Bundesärztekammer, also Körperschaften des öffentlichen Rechts, kontrolliert werden." (Löning 1985: 48 ff.).[28] Weiterhin verweist sie auf die rechtliche Grundlage (das Arztrecht und den Ärzte-Gesetzen auf Landesebene) und damit auf eine juristische wie organisatorische Normung sowie auf mögliche Sanktionen, die den Arzt bei unsachgemäßer Arbeit treffen können. Somit existiert auch hier eine höhere Ebene, auf die sich Ärzte berufen können, auch wenn diese weit abstrakter ist. Zusätzlich herrscht in Arztpraxen durchaus eine Umgebung und ein organisatorischer Ablauf, welche im Prinzip mit Teilen eines Krankenhauses vergleicht werden kann. Zwischen dem Arzt und seinen Helfern herrscht eine Arbeitsteilung, der Arbeitsablauf ist von einer starken bürokratischen Kontrolle und von Routine geprägt (vgl. Ehlich 1993: 79)[29] und schließlich sind die Erwartungen, welche den Patienten von den Ärzten entgegengebracht werden, der einer Klinik ähnlich.

Meiner Ansicht nach überwiegen die Argumente Lönings, und auch wenn die Abläufe einer Arztpraxis nicht vollständig mit denen eines Krankenhauses zu vergleichen sind, so finden sich hier doch wesentliche institutionelle Einflüsse wieder. Handlungs- und Interaktionszusammenhänge sind als genormte Muster fest etabliert, die sozialen Rollen sind ebenso wie die Wahrnehmung des Gesprächspartners in seiner Rolle weitestgehend festgelegt und schließlich liegt über dem Kontakt zwischen Arzt und Patient ein ‚Norm-Sanktions-Schema', welches Erwartungen, Rechte und Pflichten der Aktanten definiert (vgl. Lörcher 1985: 36). Dennoch müssen auch die organisatorischen Unterschiede, wie zum

---

28 In Anlehnung an: Coulmas, F. (1978): „Routineformeln als Institutionen, Vorlage zur 4. Arbeitstagung linguistischer Pragmatik vom 6. – 11.3 1978 in Langwachen." 1 ff.

29 Dies bezieht sich beispielsweise auf Krankenblätter, den Dialog mit den Krankenkassen und das System der Terminplanung.

Beispiel das Vorhandensein mehrerer Ärzte, der verschiedenen Fachabteilungen und der wesentlich größere Patientendurchfluss, und deren Auswirkungen auf das Konsultationsgespräch im Auge behalten werden.

Ich werde die Arztpraxis trotz der beschriebenen Unterschiede im Folgenden als eine Institution niederer Ordnung definieren und daher Teile der institutionellen Gesprächsforschung auf die Analyse von Konsultationsgesprächen übertragen.

3.3.1.1. Kontextfaktoren

Die Institution Arztpraxis und der in ihr arbeitende Arzt legen nach Helgard Lörcher bereits zu Anfang neben dem das Gespräch beherrschende Thema drei für den Patienten wesentliche Gesprächsumstände fest: „Aufgrund der dominierenden Rolle kann der Arzt die weiteren Situationsmerkmale wie Ort, Zeitpunkt, Dauer des Gesprächs bestimmen." (Lörcher 1983: 14).

3.3.1.1.1. Der Ort

Der Ort – ein zuerst selbstverständlich erscheinendes Kriterium – bezieht sich hierbei aber nicht nur auf die Arztpraxis im Allgemeinen und ist damit nicht bereits von Anfang an vollkommen eindeutig, sondern es kann ebenso innerhalb der Räumlichkeiten ausdifferenziert werden. So gut wie jede moderne Arztpraxis verfügt über ein Wartezimmer und zudem meist über mehrere (mindestens zwei) Behandlungsräume. Der Patient wird vom Arzt oder seinen Angestellten nach der Anmeldung in der Regel in das Wartezimmer gebeten und nachfolgend in einen Behandlungsraum.

Diese Orte – auch wenn die Auswahl sicherlich nicht besonders groß ist – legt die Institution Arztpraxis für den Patienten fest. Er selber hat keinen Einfluss darauf und kann nur den Anweisungen folgen. Selbstverständlich spielt die Ausgestaltung des Ortes ebenfalls eine große Rolle, wie es auch schon aus anderen gesprächsanalytischen Untersuchungen eingehend bekannt ist (vgl. Deppermann 2001: 27). Der große Schreibtisch, hinter welchem der Arzt sitzt und seinen Patienten hereinbittet, die zahlreichen medizinischen Bücher und Zeitschriften, die im Regal liegen oder auch das eine oder andere Poster mit medizinischen Skizzen, Diagrammen und Fachwörtern können beim Patienten verschiedene Assoziationen erwecken. Nicht nur, dass er erneut feststellt, dass er fremd an diesem Ort ist und sich womöglich als eine Art Gast fühlt, sondern außerdem wird ihm bereits durch diese Faktoren die Fachlichkeit und Kompetenz des ‚Gastgebers' vermittelt. Dies mag zwar nur unterschwellig der Fall sein, wirkt sich aber mit großer Wahrscheinlichkeit auf die Wahrnehmung der Arztrolle und den späteren Wissenstransfer aus.

Weiterhin sollte in einer Arztpraxis stets das Prinzip der Nicht-Öffentlichkeit gelten, welches, da es sich meist um private gesundheitliche Beschwerden des Patienten handelt, einen Schutz der Privatsphäre darstellt (vgl. Lörcher 1983: 13). Doch hier gibt es immer wieder Abweichungen. Der Arzt, für den das Sprechen über intime Details mit Fremden nichts Besonderes ist, kann Störungen im geschützten Raum zulassen. Dies kann eine Arzthelferin sein, die noch kurz eine Unterschrift braucht oder auch ein dringender Telefonanruf (vgl. Lalouschek 2002b: 171). Für den Patienten ist die Aussprache über seine Krankheit mit einer prinzipiell fremden Person jedoch etwas Ungewöhnliches.[30] Somit vermittelt jede Störung von außen nicht nur eine unangenehme Unterbrechung der Behandlung, sondern es wird zudem – bewusst oder unbewusst – vermittelt, dass der Arzt an diesem Ort die bestimmende bzw. leitende Person ist. Der Patient, der ohnehin schon in ein fremdes ‚Herrschaftsgebiet' eingedrungen ist, erkennt noch einmal explizit, dass der Arzt nahezu die alleinige Kontrolle über die Ausgestaltung und die organisatorischen Rahmenbedingungen der Behandlung hat. Noch weiter geht dieser Vorgang, wenn ein Teil der Behandlung örtlich verlegt wird. Dies ist zum Beispiel der Fall, wenn eine Untersuchung in einem anderen Raum gemacht werden muss oder auch wenn der Arzt zum Verschreiben eines Medikaments in den Empfangsbereich der Praxis wechselt. Um Missverständnissen vorzubeugen, sei ausdrücklich darauf hingewiesen, dass nicht unterstellt wird, dass Ärzte bewusst Ortswechsel oder Störungen initiieren, um dem Patienten ihren Herrschaftsbereich zu demonstrieren. Es soll hier nur verdeutlicht werden, welche unterbewussten Eindrücke auf den Patienten wirken können. Dieser erfährt durch solche Handlungen die Herrschaft des Arztes über den Ort, an dem er sich befindet.

---

30 Eine Ausnahme mag hier gemacht werden, wenn der Arzt schon seit mehreren Jahren der Haus- oder Familienarzt ist und eine gewisse Vertrautheit zwischen beiden Gesprächspartnern besteht.

3.3.1.1.2. Die Zeit

Neben dem Ort spielt ferner der Faktor Zeit eine entscheidende Rolle. Der Patient muss vor der Konsultation in der Regel einen Termin absprechen und sich dabei zeitlich den Öffnungszeiten der Praxis anpassen. Dies bedeutet zugleich auch eine Anpassung an die Verfügbarkeitszeit des Arztes, der mit Hausbesuchen, anderen Patienten oder Fortbildungen beschäftigt sein kann. Da die Konsultation für den Patienten ein wichtiges und von ihm initiiertes Anliegen ist, muss dieser versuchen seinen Terminplan mit dem der Praxis zu vereinbaren und sich so deren Organisation unterwerfen. Dies ist mit dem Gang zu einer Behörde zu vergleichen, in welcher ebenfalls vom Besucher zeitliche Flexibilität und Anpassung verlangt wird.

Eine weitere Manifestation der institutionellen Dominanz über den zeitlichen Rahmen zeigt sich in der Konsultation selber, deren durchschnittliche Zeit beim Allgemeinarzt je nach Studie und Aktualität 5,7 Minuten (Pilau 1982: 14) oder 6 bis 11½ Minuten (Wilm 2004: 53) beträgt. Gerade die niedrigen Durchschnittswerte weisen in der Bandbreite auf teilweise extrem kurze Behandlungszeiten hin. Dieser starke Zeitdruck steht in der Regel nicht nur einer angemessenen fachlichen Untersuchung entgegen, sondern erschwert die Entwicklung der von Patienten erwünschten Kontextfaktoren. Hierzu zählt beispielsweise eine positive Arzt-Patienten-Beziehung oder ein angemessener Umfang vom Arzt vermittelter Informationen (vgl. Klemperer 2003: 35). Außerdem spielt auch die unterschiedliche Zeitwahrnehmung innerhalb der Konsultation eine Rolle, welche auf dem Unterschied zwischen Real- und Fiktionalzeit basiert (vgl. Löning 1985: 34 ff.). So kann es vorkommen, dass ein ohnehin schon kurzes Gespräch durch Aufregung und Nervosität von Patientenseite als noch kürzer empfunden werden kann. Nicht umsonst gibt es seit längerer Zeit eine Kritik am Zeitmanagement des Arztes, welche auch aktuell noch nicht überwunden scheint (vgl. Wiese 2001: 228-229).

In diesem Zusammenhang sei allerdings darauf hingewiesen, dass der Arzt nicht zwangsläufig die Schuld hierfür trägt. Einerseits hängt die Behandlungszeit wesentlich von der zu untersuchenden körperlichen Beschwerde ab und kann daher erheblichen Schwankungen unterliegen (vgl. Wilm 2004: 54 ff.).[31] Andererseits können in einer privatärztlichen Praxis, wie in einem Krankenhaus auch, Zeitdruck und Stress herrschen. Überfüllte Wartezimmer, viele Terminpatienten und nicht zuletzt die schlechte Vergütung für einen einzelnen Patienten zwingen die Ärzte in einem gewissen Maße dazu, mit der Zeit ökonomisch umzugehen. Somit wird der Arzt selbst von der Institution Praxis und dem medizinischen System unter Druck gesetzt, der sich schließlich oft in einem geringen zeitlichen Aufwand niederschlägt. Johanna Lalouschek weist in diesem Zusammenhang darauf hin, dass gerade der durch Zeitdruck entstehende Mangel an persönlichem Kontakt, große Schwierigkeiten auslöst:

„Patienten [...] wollen von ÄrztInnen jedoch nicht nur fachliche Hilfe und Heilung, sondern wollen u. U. auch erzählen können, wollen auch Verständnis und Trost in einer speziellen, sie eventuell beängstigenden oder verunsichernden Lebenssituation, d. h. sie wollen auch ein ‚echtes' Gespräch. Wie zahlreiche medizinsoziologische und linguistische Studien zeigen, durchzieht dieser Interessenkonflikt zwischen Institution und Individuum alle Formen von Arzt-Patienten-Kommunikation und ist Auslöser für vielfältige Störungen."

(Lalouschek 2002b: 155)

Dennoch sind die Gründe für den Zeitmangel für Patienten oft nicht einsichtig, sodass hier zu dem fehlenden persönlichen Kontakt noch eine auf Unkenntnis basierende Verärgerung hinzukommen kann. Gerade wenn der Patient auch im Behandlungsraum noch warten muss oder andere Patienten aus organisatorischen oder medizinischen Gründen vorgezogen werden, können leicht Irritationen entstehen, welche die Gesprächsvoraussetzungen von vornherein negativ beeinflussen.

3.3.1.1.3. Das Thema

Das grundsätzliche Thema eines Arztbesuches steht von Anfang an fest:

„Bei dem gemeinsamen Handeln von Arzt und Patient in der Institution Arztpraxis geht es darum, die von der subjektiven Normalität des Patienten oder von einer objektiven Normalität abweichenden Körpervorgänge physischer und psychischer Natur in einen professionellen Erklärungszusammenhang zu bringen, um die indizierten Maßnahmen ergreifen zu können, die der Beseitigung oder Linderung der

[31] Wilm (2004) zeigt dies am Beispiel von drei Studien zu verschiedenen Krankheiten mit unterschiedlichen zeitlichen Konsultationsdurchschnittswerten.

nicht normalen Körpervorgänge und damit einer möglichen Herstellung von körperlicher und psychischer Normalität, nämlich der Gesundheit, dienen."

(Löning 1994: 97)

Sicherlich differenziert sich dies je nach Krankheit, psychischem Befinden und persönlichen Umständen noch weiter aus, aber der Grundsatz, dass der Patient den Arzt zur Hilfe braucht und daher aufsucht, ist fest gegeben und ist mit dem Thema der Krankheit untrennbar verbunden. Besteht also schon bei der Festlegung des Arztbesuches der Anfang einer zumindest unterschwelligen Abhängigkeit? Im Prinzip ist das eigentlich nicht der Fall, da ein Arztbesuch im Prinzip ein normales Dienstleistungsverhältnis darstellt. Der Arzt wird für medizinische Hilfe am Patienten bezahlt. Der Grund, warum dies dem Patienten selten bewusst ist, erklärt Helgard Lörcher treffend:

„Die Bezahlung des Arztes erfolgt aber meist nicht direkt, sondern über eine Pflichtkrankenkasse. Es ist durchaus vorstellbar, dass ein Patient aufgrund dieses Bezahlmodus sich nicht mehr seiner Gegenleistung bewusst ist, sondern das Gefühl hat, er bekommt etwas geschenkt."

(Lörcher 1983: 13)

Das Thema des Gesprächs dominiert wesentlich stärker das Verhältnis der beiden Gesprächspartner zueinander und die formale Gesprächsstruktur, als es beispielsweise in Alltags- oder anderen Dienstleistungsgesprächen der Fall ist. In diesem Zusammenhang kommt dem Faktor des Ortes wieder eine gewisse Bedeutung zu, da die Themen Gesundheit und Krankheit bzw. Leiden dem Patienten während seiner gesamten Zeit in der Arztpraxis präsent sind. Sei es mittels der oben schon erwähnten räumlichen Einrichtung, in Form anderer Patienten oder schlicht durch die weißen Kittel des Personals. Zusätzlich kommt noch hinzu, dass die Gesundheit ein Thema ist, welches für den Patienten persönlich und emotional von sehr großem Wert ist und welches er in der Regel aber nicht gut genug versteht oder selber etwas gegen seine Beschwerden tun könnte.

Hierbei spielen dann die Komplexität, die Verortung des Leidens am Körper und der Schweregrad der Krankheit sowie die Auswirkungen auf den Alltag für den Patienten und sein Verhältnis zur Krankheit eine große Rolle. Zusammen beeinflussen diese Faktoren nicht nur das Empfinden und die (sprachlichen) Handlungen des Patienten, sondern zusätzlich seine Wahrnehmung und

Erwartungen gegenüber der Institution Krankenhaus oder Arztpraxis und ihren Vertretern. Die unterbewusste Kenntnis der Zusammenhänge mag dafür verantwortlich sein, dass Patienten meist mit negativen Emotionen oder Erlebnisempfindungen die hausärztliche Praxis aufsuchen (vgl. Fiehler 1990: 44). Das Abhängigkeitsverhältnis zu medizinischen Institutionen und die eigene Ohnmacht bezüglich körperlicher Beschwerden werden also an verschiedenen Stellen im Lebensalltag der Patienten spürbar.

3.3.1.1.4. Kommunikative Konsequenzen

Bisher hat sich nicht nur gezeigt, dass die ärztliche Praxis aufgrund vielfältiger formaler und inhaltlicher Vorgaben durchaus als eine Institution niederen Ranges bezeichnet werden kann, sondern dass diese Institution mit der Festlegung von Ort, Zeit und Thema eine entscheidende Rolle für die Gesprächsvoraussetzungen hat. Dass der Einfluss noch weiter reicht, nämlich auf das Gespräch selber, soll im Folgenden gezeigt werden.

Während der ärztlichen Untersuchung und der darin enthaltenen Anamnese wendet der Arzt ein institutionelles Behandlungsmuster an (vgl. Fiehler 1990: 52). Die Forschung beschreibt es folgendermaßen:

> „In der Institution Krankenhaus stehen Arzt und Patient sich in einem institutionellen, nicht einem individuellen, lebensweltlichen Zusammenhang gegenüber. Individuelle Krankheit muss daher – und zwar vorrangig über das Arzt-Patienten-Gespräch – institutionalisiert werden."
>
> (Lalouschek 1993: 178)

Auch wenn Lalouschek auf das Krankenhaus hinweist, bezieht sich dieses Muster auch auf die institutionellen Vorgänge in der niedergelassenen Praxis. Hierbei werden die Informationen, die der Patient dem Arzt mitteilt, unterteilt in somatische Probleme, welche für die Problemlösung von Relevanz sind, und in das subjektiv Erlebte, welches der Arzt zumeist kaum oder gar nicht zur Kenntnis nimmt. Der Prozess der „Fragmentierung" (Lalouschek 2002a: 31-32) wird bei nahezu jeder Patientenäußerung durchgeführt, sodass der Patient institutionell wahrnehmbar gemacht werden kann. Durch die Trennung von individuellem Empfinden und den somatisch relevanten Detailinformationen ist zwar eine leichtere Informationsgewinnung gewährleistet, aber der Patient wird nicht mehr als Ganzes wahrgenommen. Auch Versuche von Patientenseite das

Gespräch ins eher Private umzudefinieren, scheitern fast immer an den Regeln der institutionellen Gesprächsführung (vgl. Quasthoff 1990: 79). Sicherlich muss zwischen einem Krankenhaus, in welchem eine größere Anonymität und meist mehr Arbeits- und Leistungsdruck herrscht (vgl. Lalouschek 2002b: 158), und einer Arztpraxis mit einem womöglich schon lange bekannten Hausarzt differenziert werden und zusätzlich hängt es von dem Charakter und dem Selbstverständnis des Arztes und des Patienten ab, inwieweit sich dem Druck der Institution gebeugt wird. Dennoch ist der prinzipielle Druck sich den organisatorischen und sprachlichen Regeln zu fügen, bei beiden medizinischen Einrichtungen vorhanden.

Die Trennung zwischen körperlichem Leiden und geistigem bzw. emotionalem Empfinden ist wie oben gezeigt historisch bedingt, bedeutet aber für die Institution einen reibungsloseren Ablauf und für den Arzt eine Art Selbstschutz, da er die psychisch-sozialen Probleme und den Leidensdruck des Patienten weitestgehend außen vor lassen kann (vgl. Lalouschek 1993: 189).

Auch wenn im Rahmen der Arbeit nur auf dieses eine prinzipielle Muster der institutionellen Gesprächsführung hingewiesen werden kann, so ist es jedoch äußerst wichtig für die gesamte klinische wie hausärztliche Interaktion. Linguistische wie medizinische Quellen verweisen mehrfach auf die problematischen Folgen für die gesamte Interaktion und die Beziehung beider Aktanten, die sich aus der institutionellen Informationstrennung ergeben.

3.3.2. Rollenbilder

Nachdem im letzten Abschnitt einige institutionelle Einflüsse auf die Rahmenbedingungen und die Konversation selber angesprochen wurden, soll fortfahrend der Blick auf die Akteure gelenkt werden. Rollenbilder und deren Wahrnehmung haben in einer Arzt-Patienten-Beziehung eine besondere Auswirkung auf das Gespräch und bilden nach Fülöp Scheibler sogar „[…] unbewusst und unvermeidbar das Fundament einer jeden Arzt-Patienten-Interaktion.“ (Scheibler 2004: 106). Daher wird im Folgenden zunächst auf die Rollen von Arzt und Patient sowie deren Sozialisation eingegangen und anschließend deren gegenseitige Wahrnehmung und Beziehung untersucht.

3.3.2.1. Der Arzt: Experte und Status

Das gesellschaftliche Rollenbild des Arztes ist immer noch vielfach von Vorurteilen und Halbwahrheiten geprägt. Auf der einen Seite wird von ihm Uneigennützigkeit, fachliche Kompetenz, Universalität (Gleichbehandlung aller Kranken) und affektive Neutralität (vgl. Lalouschek 2002a: 25) in einem Maße abverlangt, wie es in kaum einem anderen Beruf der Fall ist. Auf der anderen Seite wird ihm besonders in jüngster Zeit übermäßiges Gewinnstreben und damit in Zusammenhang mangelnde emotionale Kompetenz und zeitliche Aufwendung für seine Patienten vorgeworfen (vgl. Löning 1985: 42). Hinzu kommt das immer noch präsente traditionelle Arztbild, welches sich auf Titel (‚Doktor') und Status beruft (vgl. Lörcher 1983: 14) und dem Arztberuf prinzipiell eine allgemeine hohe Expertise und nicht zuletzt auch Reichtum zuschreibt. Komplettiert wird das undurchschaubare Bild durch zahlreiche Medizinerdarstellungen in Romanen oder visuellen Medien. Dabei wird oft vergessen, dass sich in den letzten Jahren viel an den Rahmenbedingungen verändert hat, wie es weiter oben bereits gezeigt wurde. Ein niedergelassener Arzt steht heute im Spannungsfeld zwischen Krankenkassen, kassenärztlichen Vereinigungen und juristischer Verantwortlichkeit (vgl. Löning 1985: 43). Hinzu kommt in Krankenhäusern wie Arztpraxen die Notwendigkeit fachlicher und technischer Weiterbildung, der Druck der Wirtschaftlichkeit und schließlich auch der verantwortungsvolle Umgang mit Angestellten.

Neben diesen unterschiedlichen Anforderungen durchläuft der Arzt eine ganz besondere Sozialisation während seiner Ausbildung, die ihn nicht nur fachlich, sondern ebenso organisatorisch und sprachlich prägt. Bei der Wahl des Medizinstudiums werden die angehenden Ärzte „institutionsspezifischen Einprägungsprozessen" (Lalouschek 2002a: 24) unterworfen, die sie für ihre spätere Arbeit in medizinischen Einrichtungen abhängig von gesellschaftlichen und institutionellen Erwartungen sozialisieren. Die Anamnese und die dazugehörigen sprachlichen Fragetätigkeiten und Abläufe werden meist aus

Büchern erlernt und dann praktisch in Famulaturen[32] erprobt und besitzen trotz einiger Änderungen immer noch ein relativ starres Schema, welches einerseits organisatorische und zeitsparende Vorteile besitzt, aber andererseits wenig auf den Patienten eingeht. Somit wird der Arzt frühzeitig eingegliedert in das „[...] bestehende ‚krankheitsverwaltende' System von Ausbildung und beruflicher Praxis." (Lalouschek 2002a: 191).

Die kommunikative Ausbildung der Ärzte während ihres Studiums und ihrer praktischen Lehrzeit ist von der Erziehung zur wissenschaftlichen Objektivität geprägt und das medizinische Gespräch wird als ein schnell erlernbarer und routinierter Ablauf angesehen. Bereits hier zeigt sich, dass eine institutionsgerechte Kommunikation gefördert wird, die das Gespräch als rein an somatischen und leistungsbezogenen Kriterien orientiert in den Behandlungsablauf übernimmt und, wie im Abschnitt über die Medizinische Institutionen beschrieben, die ‚objektiven' Krankheitsdaten vom Patienten und seinem psychosozialen Umfeld trennt. Lalouschek beschreibt diese Sozialisation provokant als „konsequentes Desensibilisierungsprogramm" (Lalouschek 2002a: 23).

Die von der Arztrolle verlangte objektive Neutralität führt praktisch zu einem normativen Verbot von Emotionen im Verlauf der Untersuchung. Da aber trotz einer entsprechenden Sozialisation Emotionen gerade im Kontakt mit kranken Menschen immer eine Rolle spielen und interaktiv bearbeitet werden müssen (vgl. Lalouschek 1993: 180), führt dies oft zum Einnehmen einer distanzierten, professionellen Haltung, aber auch zur Entwicklung von Ironie und Zynismus im Umgang mit Kranken. Das Vorgeben von Zeitnot und eine damit verbundene ‚Abfertigung' der Patienten kann unter anderem die Folge sein, um sich dem psychischen Druck und der Angst der Patienten zu entziehen. Der ungeübte und problematische Umgang mit individuellem Leid führt unter anderem dazu, dass von ärztlicher Seite aus die Ausblendung subjektiver und erlebnishafter Bereiche aus dem Gespräch versucht wird (vgl. Lalouschek 2002a: 191), was

---

32 Famulaturen sind mit Praktika zu vergleichen, welche Ärzte im Rahmen ihrer Ausbildung in verschiedenen Stationen eines Krankenhauses durchführen müssen.

wiederum das schon erwähnte System der institutionellen Wahrnehmung und Verarbeitung stabilisiert.

Die Betonung des eigenen Professionalitätsstatus, welcher auch gesellschaftlich erwartet wird[33], führt weitergehend dazu, dass selten Werturteile oder eigene Erfahrungsberichte von Ärzteseite in das Konsultationsgespräch einfließen (vgl. Ten Have 1990: 103) und somit die inhaltliche und sprachliche Differenz zwischen dem aus seiner Lebenswelt berichtenden Patienten und dem neutral-professionellen Arzt verstärkt wird.

Der Professionalitätscharakter führt zusammen mit der ‚institutionellen Rückendeckung' zu einer dominierenden Sonderrolle des Arztes in der Konsultation gegenüber dem Patienten. Gestützt wird dies zusätzlich durch die institutionell und gesellschaftlich festgelegten Rechte (Ratschläge geben, Kritik üben) und Pflichten (helfen und heilen) des Arztes (vgl. Lörcher 1983: 138), welche sich quantitativ wie qualitativ über denen des Patienten befinden. Die Sonderrolle wirkt sich einerseits thematisch aus, indem der Arzt sein Relevanzsystem durchsetzt (vgl. Quasthoff 1990: 77)[34], aber ebenfalls dadurch, dass er die Konsultation mit sprachlichen Sonderrechten dominiert. Detailliert werden die sprachlichen Folgen in den Kapiteln 2.33 und 2.4 und in der späteren Detailanalyse beschrieben.

Zuletzt sei noch mit den Worten Helgard Lörchers darauf hingewiesen, dass bei „[...] einem solchen Rollenverständnis [...] für Kritik oder das Eingeständnis von Versäumnissen, Fehlern und Unwissenheit wenig Platz [ist]." (Lörcher 1983: 151). Dies ist keine böswillige Unterstellung, sondern lediglich eine Konsequenz von an den Arzt angelegten gesellschaftlichen Rollenerwartungen, welche sich mit der Zeit im Selbstbild des Arztes manifestieren können und die Möglichkeit einer Selbsthinterfragung nach und nach ausblenden.

---

33 Jeder Patient möchte schließlich den fachlich besten Arzt für seine Behandlung haben. Hier spielen wiederum Dienstleistungskriterien eine Rolle.

34 Dies bezieht sich auf die Definition einer Krankheit und ihrer Symptome, also deren Diagnose und letztlich auch auf die entsprechende Therapie. Näheres dazu wird im Kapitel 3.6. (S. 101) erläutert.

3.3.2.2. Der ‚devote' Patient?

Der Begriff Patient beschreibt zwar eine große heterogene Gruppe mit Personen aus verschiedensten Berufen, Altersstufen, Vermögen und Herkünften, deren psychischer und körperlicher Zustand ebenfalls erheblich differiert, aber dennoch gibt es gemeinsame Erfahrens- und Erlebnispositionen. Das verbindende Element findet sich in folgender Patientendefinition:

„Zunächst einmal gilt als Patient ausschließlich der Kranke, also ein Mensch mit einem Defizit an körperlichem Wohlbefinden oder auch sich körperlich manifestierenden seelischen Leiden."

(Löning 1985: 40)

So selbstverständlich diese Zeilen klingen, implizieren sie doch eine entscheidende Besonderheit: Der Patient besucht den Arzt aufgrund eines gesundheitlichen Problems, das er selbst nicht lösen kann. Mit der Krankheit assoziiert er zudem meist Gefühle wie Tragik, Leid, Schicksal, Strafe oder Demut, was seinem Zustand und seinem Selbstempfinden eine stark subjektive Note verleiht (vgl. Abholz 1993: 52). Weiterhin wird der Patient während seines Kontaktes mit dem medizinischen System auch von ihm geprägt. Denn während eine Sozialisation des Arztes in seine Rolle und in Bezug zur medizinischen Institution nur logisch erscheint, ist dies beim Patienten ebenso der Fall (vgl. Lalouschek 2002a: 27). Jeder Arzt- oder Krankenhausbesuch eines Patienten bringt ihn in Kontakt mit den institutionellen Abläufen, Organisationen und Erwartungen. Gestützt wird dieses durch die Tatsache, dass heutzutage Arztbesuche, begründet durch eine umfassende Kostenerstattung[35] und die immer noch vorhandenen gesellschaftlichen Tabus bezüglich schwerer Krankheit und Tod, häufiger stattfinden als in früheren Zeiten (vgl. Löning 1985: 45). Der Hausarzt gilt in diesen Tabufragen trotz Konkurrenz durch das Internet oder Zeitschriften immer noch als Autorität und Informationsinstanz (vgl. Wiese 2001: 230).

Die Kontakte mit den medizinischen Institutionen und ihren Vertretern führen also dazu, dass Patienten

---

35 Wobei hier zu beachten ist, dass der Faktor der Kostenerstattung durch neuere Reformen, welche private Zahlungen in Form von Eigenbeteiligungen oder Praxisgebühr verlangen, in seiner Wirksamkeit womöglich etwas nachlässt.

„[…] in (bestimmten Typen von) Institutionen ‚hineinsozialisiert' werden können und in gewisser Weise ihren Laien-Status […] in gewissem Umfang verlieren, bis auch sie schließlich über ein spezifisches Handlungswissen im entsprechenden institutionellen Alltag verfügen."

(Koerfer 1994: 117 ff.)

Sie erlangen verschiedene Teile des Institutionswissens wie zum Beispiel Teile der Organisationsabläufe oder die ihm entgegengesetzten Gesprächserwartungen. Da es zudem in der Regel keine Muster oder Vorbilder für Patientenverhalten je nach Krankheit gibt, an welchen sie sich bei ihrem sprachlichen und nonverbalen Verhalten orientieren könnten, entsteht ein gewisses Maß an Unsicherheit (vgl. Löning 1985: 45), welche schließlich zur Anpassung des Patientenverhaltens an die Erwartungen der Institution und ihrer Vertreter führt.

Während sich allerdings das Wissen des Patienten um seine zu spielende Rolle erweitert, bleibt es im Bereich des Medizinischen weiterhin bruchstückhaft, oder wie es Burkhard treffend formuliert: „Auch der mündige Patient ist medizinischer Laie" (Wiese 2001: 234).[36] Dem Patienten ist dies in der Regel durchaus bewusst und so bleibt meistens eine wie auch immer artikulierte Angst des Patienten, vom Wissen ausgeschlossen (vgl. Löning 1985: 14) und dem Arzt damit ausgeliefert zu sein (vgl. Gülich 1999: 166). Resultat dieser Gefühle und Vermutungen des Patienten verbunden mit altem Statusdenken ist oft eine sich selber unterordnende Haltung, die unter anderem dazu führt, dass der Patient befürchtet, den Arzt Zeit zu kosten oder ihn mit seinen Belangen zu sehr zu bedrängen (vgl. Oksaar 1979: 19-20). Die Tatsache, dass der Gegenstand der Konsultation seine angeschlagene Gesundheit ist, steigert dieses Empfinden noch.

All die beschriebenen Verhaltensweisen und Wechselwirkungen zwischen dem Arzt, dem medizinischen System und dem Patienten haben auch unmittelbaren Einfluss auf die Kommunikation von Patientenseite. So führt die Sozialisation unter anderem dazu, dass Patienten sprachlich eine passive, reaktive Haltung gegenüber dem Arzt einnehmen (vgl. Löning 1985: 95). Sie versuchen ihre Ausführungen aufgrund des vermuteten Zeitmangels des Arztes möglichst kurz

---

36 Zitiert nach: Burkhard, B. (1999): „Patientenschutz aus Sicht des Gutachters." In: *Medizinische Klinik* 94 (Urban und Vogel) , Abstract-Band I, 12.

zu halten, erwarten in der Regel vom Arzt keine ausführlichen Erklärungen und Vorschläge, sondern eher konkrete Handlungsanweisungen (vgl. Lalouschek 2002a: 105) und versuchen zudem das eine oder andere Fachwort in ihre sprachlichen Ausführungen zu integrieren. Neben der Missverständnisgefahr, die dies birgt, zeigt sich dadurch, wie sehr sich die Patienten den sprachlichen Normen der Institution und der von ihnen erwarteten Rolle fügen. Sicherlich gibt es auch Ausnahmen dazu von Patientenseite, die aber dann von der Institution und vom Arzt nicht erwartet werden und meist nicht gewollt sind. Dies führt dann wiederum zu Konflikten zwischen den Gesprächsteilnehmern, die anschließend sprachlich bearbeitet werden müssen.

Die Einprägsamkeit der Sozialisation zeigte sich anschaulich in einer Studie Johanna Lalouscheks, in welcher Patienten mit einem neuen psychosozialen Gesprächstyp konfrontiert wurden, diese dadurch aber zunächst verwirrt waren, da sie als krankenhauserfahrene Patienten ein herkömmlich gewohntes Arzt-Patienten-Gespräch erwartet hatten (vgl. Lalouschek 1993: 182).

3.3.2.3. Gegenseitige Rollenwahrnehmung

Nachdem in den letzten Abschnitten auf die Auswirkungen der Arzt- und Patientenrollen für das Konsultationsgespräch hingewiesen wurde, kann dieser Befund nun verallgemeinert werden: „Die Art und Weise, wie medizinische Entscheidungen getroffen werden, hängt u. a. vom Rollenverständnis innerhalb der Arzt-Patienten-Beziehung ab." (Klemperer 2003: 7).

Hierbei ist nicht nur das Selbstverständnis einer Rolle von Bedeutung, wie es oben beschrieben wurde, sondern zudem die Wahrnehmung des anderen Gesprächspartners in seiner Rolle. Ärzte haben diesbezüglich trotz der prinzipiellen Heterogenität von Patienten oftmals eine stereotype Sicht (vgl. Lalouschek 2002b: 165). So unterstellen sie ihm beispielsweise zumeist eine generell hohe Erzählbereitschaft, die, wie vorhergehend gezeigt, oftmals gar nicht vorhanden ist, da sich der Patient sprachlich oft an die Quantitätsanforderungen der Institution anpasst. Durch dieses Missverständnis begründet, wird von ärztlicher Seite versucht, den Patienten von Anfang an durch eine straffe Gesprächsführung im Zaun zu halten, damit der Zeitrahmen nicht gesprengt werde. Allein diese allgemeine und teils falsche Rollenwahrnehmung des Patienten kann also dazu führen, dass der Arzt das Gespräch strukturell dominieren möchte.

Zusätzlich differenzieren Ärzte das Patientenrollenbild weiter aus und unterscheiden anhand verwendeter Sprachmuster zwischen uninformiert-devoten und informiert-aufmüpfigen Patienten (vgl. Löning 1985: 46), und versuchen je nach Typ mit ihnen umzugehen. Während der informierte, aktive Patient als Reaktion sprachliche Dominanz beim Arzt (vgl. Lörcher 1983: 182) in Form von Unterbrechungen oder hohen Redeanteilen hervorruft, werden passive uninformierte Patienten durch längere Behandlungszeiten subtil belohnt (vgl. Lalouschek 2002a: 37).

Ebenso gibt es auf Patientenseite Vorurteile und verschiedene Rollenwahrnehmungen, die Auswirkungen auf das Gespräch haben. Der Behandelte schwankt hierbei zwischen Anerkennung und Respekt vor der fachlichen Expertise, dem Status des ‚Doktors' und der Furcht vor dem ‚Halbgott in Weiß'. Die Auswirkungen allein des äußeren Auftretens verbunden mit medizinischen Assoziationen beschreibt Pilau mit den Worten: „Der weiße Kittel ist eine Uniform, ein Symbol, ein Charakteristikum, das beim Gegenüber Wirkungen auslöst, bis hin zur Furcht beim Kind." (Pilau 1982: 13-14). Zudem fordert der Patient einen hochkompetenten Arzt für sich, da die Gesundheit ein sehr relevantes Themenfeld für ihn darstellt und er sich hier nicht mit ‚Zweitklassigem' zufriedengeben würde. Dadurch entsteht ein großer Druck gegenüber dem Arzt, der diese hohen Erwartungen erfüllen soll. Der Patient erlaubt aufgrund solcher Rollenvorstellungen und wegen des Verhältnisses zur medizinischen Institution nicht nur eine dominante Arztrolle, er erwartet oder verlangt sie sogar (vgl. Löning 1985: 126).

Da auch Ärzte eher passive Patienten erwarten und mit ihrem Verhalten unterstützen, kann insgesamt festgehalten werden, dass sich Experten und Laien in der Interaktion durch Anerkennung des anderen als solche konstituieren (vgl. Gülich 1999: 187). Die Rollenbestätigung entsteht neben den Erwartungen und dem institutionellen Umfeld ebenfalls aus dem eigenen Verhalten der jeweiligen Person. Ärzte sind also vor allem deshalb Experten, „[...] weil sie sich in der Kommunikation als solche darstellen und von den Kommunikationspartnern als solche wahrgenommen und angesprochen werden." (Gülich 1999: 181). Dieser

Prozess bezieht sich aber nicht nur auf den Arzt, sondern definiert im umgekehrten Sinne den Patienten als Laien. Diese Abläufe und Wechselwirkungen im Rollenverhalten haben weitreichende Auswirkungen und schaffen letztlich sogar die paradoxe Situation, „[...] dass PatientInnen durch ein derartig angepasstes Sprachverhalten das ärztliche Sprach- und Rollenverhalten bestätigen und verstärken und damit zur Etablierung einer Struktur beitragen, die sie als gesamtheitliche erlebende Individuen ausblendet und ihren Bedürfnissen zuwiderläuft." (Lalouschek 2002a: 39).

Es soll jedoch hier dem Anschein entgegen getreten werden, dass diese Auswirkungen rein negativer Natur sind. Denn da der fachlich überlegene Arzt die Verantwortung für weitere Maßnahmen und Untersuchungen trägt, ist die Planung und Durchführung des Gespräches durch ihn mehr oder minder notwendig und somit hat seine Rollendominanz durchaus eine gewisse Legitimation (vgl. Löning 1985: 157). Und schließlich gibt es trotz der verhältnismäßig starren Rollen weiterhin einen Spielraum im sprachlichen und sozialen Bereich, innerhalb dessen die Beziehung ausgehandelt werden muss (vgl. Lörcher 1983: 138), sodass die Konsultation durchaus andere Wege als die oben Beschriebenen nehmen kann.

3.3.3. Wissen und Versprachlichung

Als letzter der drei Rahmenbereiche, welche die Arzt-Patienten-Interaktion konstituieren, soll nun die Differenz zwischen Fach- und Laienwissen, deren Versprachlichung, sowie der Wissenstransfer angesprochen werden. Der zunächst trivial erscheinende Befund, dass unterschiedliches Wissen auf beiden Seiten der Gesprächspartner zu Beginn einer Konsultation vorhanden ist, kann weiter unterteilt werden. „Wissensgefälle" existieren nämlich nicht nur im Bereich fachlich-medizinischer Informationen (Spranz-Fogasy 1990: 148) zugunsten des Arztes, sondern ebenfalls in Bezug auf das subjektive Empfinden und das Krankheitserleben des Patienten (vgl. Gülich 1999: 180–181).

Die Vermittlung und der Austausch dieses speziellen und unterschiedlich strukturierten Wissens beider Seiten sind für eine erfolgreiche Kommunikation und Behandlung unerlässlich. Daher werden im Folgenden jeweils beide Seiten in Augenschein genommen, um sich dem komplexen Wechselspiel von Wissen und Sprache in der Arzt-Patienten-Interaktion angemessen annähern zu können.

3.3.3.1. Expertenwissen und Fachsprache

„Expertenwissen hat quantitativ stark zugenommen und ist komplexer geworden, Spezialisierung und Differenzierung des Wissens sind selbstverständliche Voraussetzungen und Bedingungen arbeitsteiliger, funktionaler Gesellschaften geworden."

(Fluck 1996: 255)

Die Entwicklung, die Fluck für Fachsprachen allgemein beschreibt, ist im Besonderen auf die Medizin zu beziehen. Schon im Jahr 1974 wurde der verfügbare Gesamtwortschatz der Medizin auf 500.000 Wörter geschätzt (vgl. Fluck 1996: 91)[37] und seitdem wird er sich durch moderne Forschung weiter rasant erhöht haben. Gerade im medizinischen Bereich kommt mehr und mehr Technik zum Einsatz und eine ärztliche Spezialisierung auf Körperbereiche oder Therapiemethoden ist nötig, um in einem gewissen Maße auf dem aktuellen Stand der Forschung zu bleiben, aber auch um wirtschaftlich eine realistische Chance zu haben. Diese Ausdifferenzierung wird nicht nur in den verschiedenen Arbeitsbereichen von Ärzten oder den Abteilungen einer Klinik sichtbar, sondern zusätzlich durch die angewandte Sprache. Neben der international genormten Fachsprache auf Basis der Nomenklaturen[38], einem weitgehend starren Terminologiesystem und der Vermischung verschiedener Sprachen (Latein, Griechisch, Englisch und in unserem Land Deutsch) (vgl. Lörcher 1983: 23), haben sich verschiedene Insiderjargons oder auch ‚Fachumgangssprachen' gebildet. Diese Art „medizinischer Slang" (Fluck 1996: 95), der besonders im klinischen Bereich eine große Rolle spielt, meiner Ansicht nach aber ebenfalls in

---

37 Angegeben werden unter anderem folgende ausdifferenzierte Zahlen: Etwa 80 000 Namen für Medikamente, 10 000 Namen zur Bezeichnung von Körperteilen, Organen und Organteilen, 20 000 Namen zur Bezeichnung von Organfunktionen und 60 000 Namen für Krankheitsbezeichnungen. Aus Fluck 1996: 92 / Zitiert nach: Porep R. / Streudel, W.-I. (1974): „Medizinische Terminologie. Ein programmierter Kurs zur Einführung in die medizinische Fachsprache." Stuttgart: Thieme. 59.

38 Beispielsweise ist hier die PNA (Pariser Nomina Anatomica) von 1955 zu nennen.

Praxen nicht zu vernachlässigen ist, hat neben der Aufgabe der Sprachökonomie zudem eine gruppenbildende Funktion (vgl. Lalouschek 2002a: 33).[39]

Ergänzt werden diese speziellen Ausprägungen medizinischer Fachsprache durch allgemeinsprachliche Ausdrücke und umgangssprachliche Redewendungen, die dem Patienten die sonst schwer verständliche Sprache näher bringen sollen, aber eine Missverständnis- bzw. Uneindeutigkeitsgefahr beinhalten (vgl. Löning 1985: 144).

Die sprachlichen Charakteristika der medizinischen Fachsprache in hausärztlichen Konsultationen sind stark auf den Gebrauch von Fachwörtern einzuschränken. Hier erfüllen sie ihre lexikalischen Funktionen als präzise, kontextautonome, normierte Wörter mit einem festen definierten Inhalt, größtmöglicher Gefühlsneutralität und der Möglichkeit großer Ausdrucksökonomie (vgl. Fluck 1996: 47). Aufgezählte Faktoren betreffen größtenteils die Substantive als wichtigste Wortart, dem folgen Adjektive und mit großem Abstand Verben.

Die verwendeten Fachwörter können neben der fachlichen Dimension aber auch noch andere Ziele verfolgen:

> „Gerade bei der medizinischen Fachsprache mit ihrem extensiven und traditionell begründeten Wortschatz ist dies nicht verwunderlich, da dieser ganz entscheidend das Prestige des Arztes als eines Experten par excellence mitbegründete und immer wieder bei Verständigungsschwierigkeiten des Patienten kritisiert wurde."
>
> (Löning 1985: 23)

Neben dieser Imagepflege kann mit Hilfe von Fachwörtern eine schützende Distanz zum Patienten aufgebaut und Emotionen hinter einer vorgegebenen Professionalität versteckt werden, wenn der Arzt dies wünscht (vgl. Löning 1985: 24–25).[40]

---

[39] Der Vollständigkeit halber muss in diesem Zusammenhang auch auf die Kommunikationsroutinen von Ärzten und Arzthelferinnen bzw. Krankenschwestern hingewiesen werden, die ebenfalls stark von mehr oder weniger professionellen Fachwörtern geprägt sind und auch hierbei neben einem sprachökonomischen Aspekt eine gruppenbildende Funktion nicht von der Hand zu weisen ist.

[40] Für weitere Informationen siehe Kapitel 3.3.2.1. (S. 65).

Eine eigene fachsprachliche Syntax, wie sie in wissenschaftlichen Dokumenten teilweise verwendet wird, zeigt sich in der mündlichen Kommunikation abgesehen von passivischen und damit unpersönlich erscheinenden Sätzen so gut wie nie (vgl. Löning 1985: 146) und die im Schriftlichen übliche Verwendung von weiterführenden Relativsätzen, Infinitiv- oder Partizipialkonstruktionen findet in der mündlichen Kommunikation mit dem Patienten kaum Verwendung. Vorkommende Fachwörter werden größtenteils in den allgemeinen Sprachgebrauch eingebettet statt explizit herausgehoben (vgl. Fluck 1996: 55-56). Wenn spezielle Betonungen und Hervorhebungen der Fachwörter auftreten, haben diese meist eine durchaus intendierte Funktion, was sich später im Verlauf der Detailanalyse zeigen wird.

Syntaktisch lässt sich anmerken, dass die Redebeiträge des Arztes zu einem Großteil aus Frageaktivitäten bestehen (vgl. Lalouschek 2002b: 160). Dies scheint bei der Struktur einer Konsultation bzw. einer Anamnese sicherlich selbstverständlich, hat aber dennoch die Auswirkung, dass der Arzt damit zunächst die Gesprächs- und Themenstruktur bestimmt, indem er ein ums andere Mal eine spezielle Wissensvermittlung vom Patienten einfordert. Diese Asymmetrie gepaart mit einer das Gespräch gliedernden Verwendung von Fachwörtern baut im Gespräch eine fachliche (und sprachliche) Überlegenheit gegenüber dem Laien auf, die einerseits gewünscht ist, da der Patient zur Krankheitsbewältigung gezielt einen Experten aufsucht, aber auch zu Minderwertigkeitsgefühlen führen kann (vgl. Löning 1985: 9).

Weiterhin hat das Expertenwissen eine oft unterschätzte, gesprächsstrukturierende Funktion im Arzt-Patienten-Gespräch. Medizinisches Wissen hat „[...] notwendig einen typenhaften Charakter, da es auch unabhängig von der Anwendungssituation auf einen spezifischen Krankheitsfall vorliegt." (Rehbein 1993: 317). Dadurch versucht der Arzt die Erzählungen des Patienten möglichst schnell nicht nur wie weiter oben beschrieben vom Subjektiven zu trennen, sondern es zu klassifizieren. Dieses Vorgehen kann dazu führen, dass der Arzt schon früh im Gespräch einen Verdacht hegt und sich die ärztlichen Fragen bzw. damit große Teile des Gesprächs aufgrund von erwarteter Absicherung der These thematisch in diese Richtung bewegen (Mosaik-System), möglicherweise ohne auf andere Aspekte der Patientenäußerungen zu achten.

Schließlich zeigt sich, dass Expertenwissen und die damit verbundene Fachsprache zwar für eine medizinische Kommunikation unersetzlich sind, aber auch, dass sie gewisse ‚Nebenwirkungen' hat, welche sich in einen asymmetrischen Gesprächsverlauf zuungunsten des Patienten niederschlagen.

3.3.3.2. Patientenwissen und Laiensprache

Der Patient besitzt, wie am Anfang dieses Abschnitts angedeutet, Wissensbestände, die in der Kommunikation exklusiv sind und auf welche der Arzt für eine angemessene Behandlung angewiesen ist. Hierbei handelt es sich um das subjektive Empfinden, das Erleben und die Erfahrung mit seiner Krankheit. Während einige wenige Fakten für den Arzt vielleicht sichtbar sind, so ist der überwiegende Teil nur durch Kommunikation mit dem Patienten zu erfahren. Studien zufolge kann ein Arzt durch eine gute Anamnese bis zu 80 % aller Krankheiten von Patienten erkennen (vgl. Pilau 1982: 35), was die Bedeutung des Gesprächs gegenüber technischen Untersuchungen zusätzlich unterstreicht.

Hinzu kommen bei Patienten laientheoretische Vorstellungen über medizinische Fachbegriffe und Abläufe, die entweder aus früheren Kontakten mit dem medizinischen System (vgl. Hartog 1993: 131)[41] oder neuerdings auch aus dem Internet kommen können (Wiese 2001: 233). Mithilfe dieses lückenhaften und unscharfen Wissens versuchen Patienten ihre erlebten Krankheitsbeschwerden zu beschreiben und wenden dabei das so genannte „Laientheoretisieren" an, was bedeutet, dass sie in der Erläuterung ihrer Beschwerden bereits versuchen, Verallgemeinerungen und vermutete Diagnosen aufzuzeigen (vgl. Hartog 1993: 132). Der Grund für dieses Verhalten liegt in einer vorauseilenden Kooperation:

> „Als Patient ist der Kranke auf einen spezifischen Hörer orientiert, nämlich den Arzt als Agenten der Institution, demgegenüber er sich institutionsadäquat ausdrücken möchte. Subjektive Beschreibungen von Empfindungen müssten vom Arzt erst nachvollziehend eingeordnet werden, sodass der Patient sich vermeintlich oder

---

41 Wissenschaftliche Elemente fließen in der Kommunikation teilweise in das bruchstückhafte Laienwissen ein und ergänzen es, was es nicht ‚richtiger' machen muss: „Die Vorstellungen von Laien entstehen durch eine Art historischen Sickerprozess aus wissenschaftlichem Wissen." (Hartog 1993: 131).

wirklich kooperativer verhält, wenn er seine Empfindungen bereits in Form von Kategorisierungen versprachlicht."

(Löning 1994: 103)

Durch diese Form des Entgegenkommens soll dem Arzt die Anamnese und Diagnose erleichtert werden und nebenbei das eigene Bild als informierter Patient aufgewertet werden. Dieses Verhalten kann prinzipiell zu kommunikativen Konflikten führen, da sich der Arzt in seiner Rolle als Experte angegriffen fühlen kann.

Der Patient besitzt weiterhin prinzipiell drei wesentliche Mittel, sein Erlebtes und Empfundenes zu artikulieren (vgl. Löning 1994: 101). Hierzu gehören zunächst alltagssprachliche, nicht professionelle Kategorisierungen, welche einen Großteil der Patientenäußerungen betreffen. Mit diesen bekannten und lebensweltlichen Kategorien (z. B. Druck, Kopfschmerz, Durchfall) versucht er dem Arzt das eigene Empfinden nahe zu bringen. Des Weiteren gibt es für den Behandelten die Möglichkeit sich mit semi- und pseudo-professionellen Kategorisierungen zu verständigen. Diese sind zumeist einem professionellen Zusammenhang oder zumindest entsprechender medialer Vermittlung entnommen, werden aber alltagssprachlich verwendet. Als Beispiele können Komposita wie Magenschleimhautentzündung oder Kopfschmerzschübe dienen. Diese Wörter sollen bei der Institution und dem Arzt als deren Vertreter auf eine höhere Akzeptanz stoßen, bergen aber die Gefahr von falschem Gebrauch und damit verbundenen Missverständnissen (vgl. Löning 1994: 109). Als dritte und letzte Möglichkeit können schließlich auch professionelle Kategorisierungen mit korrekten Fachwörtern (z. B. systolisch, adipös, Myokardinfarkt) verwendet werden, was aber relativ selten der Fall ist, da kaum ein Patient über das nötige Expertenwissen verfügt. Zugleich entsteht mit steigender Professionalisierung der Äußerungen eine größere Distanz zum eigenen körperlichen Empfinden, wenn der Patient sich mit Fachwörtern beschreibt, statt den Gefühlen und dem Leiden selber Ausdruck zu verleihen. In diesem Zusammenhang muss die Frage gestellt werden, ob eine solch abstakte Verbalisierung der eigenen Krankheit aus therapeutischer Sicht für den Patienten überhaupt erwünscht sein kann und ob nicht auch die Gefahr eines Kommunikationsproblems gegeben ist, wenn durch die Artikulation der Fachwörter subjektive Nebenempfindungen übergangen oder womöglich falsch widergegeben werden.

Prinzipiell beinhaltet jede Äußerung von möglichem Fachwissen die Gefahr von Detailverlust, Missverständnissen oder Überlappungen von Vorstellungen (vgl. Löning 1994: 101). Den Patienten ist trotz dieser Bemühungen, ihr medizinisches Laienwissen in die Erzählungen zu integrieren, die beschriebene Gefahr und ihre fachliche Unterlegenheit gegenüber dem Arzt durchaus bewusst und daher rahmen sie ihre fachlichen Einschübe selbstständig und meist deutlich als Laienwissen. Diese Bewertungen ihrer eigenen Aussagen als tentativ bzw. korrekturbedürftig sollen dazu dienen, bei einer möglichen Falsifizierung oder Korrektur durch den Experten keinen größeren Gesichtsverlust zu erleiden (vgl. Hartog 1993: 121).[42] Hierzu benutzen sie Unsicherheitsmarkierungen wie Selbstunterbrechungen, Verzögerungssignale, Relativierungen und zahlreiche Pausen (vgl. u.a. Gülich 1999: 183). Solche sprachlichen Mittel werden nicht wie sonst üblich überwiegend zur Reparatur oder Redeplanung genutzt, sondern in diesem Zusammenhang als Markierung für eine Laiendarstellung.

Um ihrem Inhalt trotzdem Glaubwürdigkeit zu verleihen und in der Hoffnung, dass keine Korrektur von Seiten des Arztes erfolgt, versuchen die Patienten möglichst viele explizite Belege und konkrete Authentifizierungen zu verwenden (vgl. Hartog 1993: 122-123). Das können Verweise auf Quellen wie zum Beispiel die Aussagen von anderen Ärzten, Freunden oder Familienmitgliedern sein. Durch Nennung von Name, Ort und Datum und die Wiedergabe solcher Beweise in einer überwiegend zitierenden Form soll das Gesagte zusätzlich als bedeutend und wahr untermauert werden. Die Erwartungen und die Reaktionsbeobachtungen von solchen mit Laienfachsprache versetzen Äußerungen sind hoch: „Die Klienten erwarten stets eine positive Bewertung der von ihnen geäußerten Vorstellungen und fürchten zugleich eine negative." (Hartog 1993: 124). Erfolgt keine positive Bewertung, sei es durch Schweigen, Abschwäch-

---

42 Der Quellartikel beschreibt zwar ursprünglich kommunikative Schwierigkeiten bei ärztlicher Beratung zu möglichen Gendefekten, dies ist meiner Ansicht nach aber aufgrund des medizinischen Hintergrundes und dem Dialogcharakter zwischen Experte und Laie auch schlüssig auf das Gespräch einer normalen hausärztlichen Konsultation übertragbar.

ungen, Korrekturen oder einer offenen Falsifizierung von Seiten des Arztes, folgen meist weitere inhaltliche Relativierungen und Korrekturen des Patienten, um den Gesichtsverlust möglichst zu beschränken. Hierbei wird versucht eine (offene oder verdeckte) Ablehnung von Arztseite zu verhindern und dennoch möglichst große Teile der eigenen Informationen durchgesetzt zu bekommen. Dieser Aushandlungsprozess führt im Gespräch meist nur zur Imagebearbeitung und zum Versuch der Gesichtswahrung, aber das eigentliche Gesprächsziel und der nötige Wissensaustausch bleiben in solchen Phasen auf der Strecke.

3.3.3.3. Grundsätze des Wissenstansfers

Nach Einführung der Wissensbestände und der Versprachlichungsmodelle der einzelnen Gesprächspartner soll nun ein Blick auf die Wechselbeziehungen und den Wissenstransfer selber geworfen werden. Dabei bleibt eingangs noch zu erwähnen, dass die Anforderungen an die Datenvermittlung im Bereich der Medizin aufgrund einer Informationsschwemme im Fachbereich durch intensive Forschungen und Weiterentwicklungen und im Laienbereich durch vereinfachten Informationszugriff gerade in letzter Zeit stark angewachsen sind (vgl. Fluck 1996: 255).

Im Konsultationsgespräch wird meistens „[...] altes beziehungsweise gemeinschaftliches Wissen [...] zuerst zur Sprache gebracht. Dadurch wird ein Referenzrahmen für die neuen, interaktional zu produzierenden Kenntnisse geschaffen.“ (Ten Have 1993: 377). Es kann also festgehalten werden, dass erst dann, wenn durch Abtasten gemeinsamen Wissens eine Grundlage erstellt worden ist, der eigentliche Wissenstransfer beginnt.

Patienten versuchen ihre Informationen durch eine „Versprachlichung der ‚inneren Wirklichkeit'“ (Löning 1994: 99) zu übermitteln. Das eigene Wissen wird durchsetzt mit Emotionen und dem psychosozialen Kontext des Patienten dem Arzt mitgeteilt. Durch Adjektive, Betonungen, Anekdoten, aber auch durch das Weglassen von für ihn unwichtigen Details gibt der Patient daher der Krankheitsschilderung jeweils eine individuelle Färbung. Genau diesen Prozess muss der Arzt rückgängig machen, will er das Leiden verstehen können (vgl. Rehbein 1993: 350 ff.). Er muss die meist in Umgangssprache geschilderten Beschwerden mittels eines „routinisierte[n] Verstehensmuster für Verbalisierungen von Patienten" (Löning 1993a: 224) in Symptome übersetzen und in einen emotionslosen fachlichen Zusammenhang integrieren. Rückmeldung gibt der Arzt dann in einem umgekehrten Wissenstransfer, nämlich durch die Vermittlung seiner Kenntnisse zum Typ Krankheit, welche er den Patientenaussagen entnommen hat. Deren Ausführlichkeit und Verständlichkeit können stark schwanken und in einem langen Fazit oder mehreren kurzen Erläuterungen artikuliert werden, sowie auch schon während der Anamnese durch die Art der Fragen erkennbar sein.

Der Prozess der ärztlichen Wissensgewinnung und die damit verbundene „Institutionalisierung von Krankheit" (Lalouschek 2002a: 28) soll hier allerdings weiterhin im Fokus bleiben. Sie geschieht in mehreren Stufen der Befragung, in welchen der Arzt ständig zwischen Allgemein- und Fachsprache übersetzen muss (vgl. Rehbein 1993: 332-333). Diese Trennung, welche er zwischen den somatisch-technischen und den subjektiv-emotionalen Daten vollführen muss, ist eine starke Belastung für die Arzt-Patienten-Interaktion. Einerseits muss der Arzt für ein fachlich sauberes Vorgehen an die somatischen Daten gelangen, damit er eine Diagnose erstellen kann, andererseits wünscht sich der Patient ein Gespräch, in welchem er auch seine Emotionen und Erlebnisse schildern kann und eine verständnisvolle Rückmeldung erhält. Eine solche Spannung kann das Gespräch schwer belasten und dies zu verhindern ist nach Forschungslage mehrheitlich eine zusätzliche Aufgabe des Arztes (vgl. Lalouschek 2002a: 23). Daher werden von ärztlicher Seite häufig Metaphern, Bilder und subjektive Motive verwendet, um dem Patienten, seinem Wissen und seinen Erwartungen auf diese Weise entgegen zu kommen (vgl. Rehbein 1993: 347 ff.). Die Schwankungen zwischen Fach- und Alltagssprache in der ärztlichen Kommunikation durchziehen das gesamte Gespräch. Es kommen auf der einen Seite Redewendungen, Stereotypen, Beispiele, Konkretisierungen und unpräzise Wendungen (Bsp.: Irgendwo, irgendwelche etc.) zum Einsatz, aber auf der anderen Seite werden Bezugnahmen auf Forschungsergebnisse, Beurteilungen der patientenseitigen Informationsqualität und wissenschaftliche Fachwörter (z. B. mammographieren) geäußert (vgl. Löning 1985: 150 und Gülich 1999: 182-183).

Nach Löning können Ärzte diesen Wechsel zwischen Fach- und Gemeinsprache bewusst unterscheiden und im Gespräch je nach Situation die passende Sprachvarietät bzw. das passende Sprachregister zur Anwendung bringen, auch wenn die Selbstkontrolle unter Stress oder Unaufmerksamkeit durchaus nicht immer funktioniert (vgl. Löning 1985: 146).

Allerdings hat die Forschung in diesem Zusammenhang ebenfalls gezeigt, dass die Verwendung von Fachsprache im Verlauf des Wissenstransfers auch zur Status-Betonung (vgl. Hartog 1993: 125) oder zur Kaschierung von Nichtwissen verwendet werden kann (vgl. Löning 1985: 27). Daher bleibt, wenn in diesem Zusammenhang schon von einer bewussten Steuerung der Sprachvarietät gesprochen wird, die Frage, ob diese wirklich nur stattfindet, um dem Patienten medizinisches Wissen zu veranschaulichen und den Wissensaustausch auf einer angemessenen Ebene zu fördern oder ob diese bewusste Gesprächssteuerung außerdem eigenen Zwecken folgen kann.

3.3.3.4. Die Rolle ärztlicher Fragen

Das wichtigste sprachliche Mittel für den Wissenstransfer vom Patienten zum Arzt – insbesondere innerhalb der Anamnese – stellt die ärztliche Frage dar und da Frage-Antwort-Sequenzen in der Detailanalyse eine große Rolle spielen werden, sollen sie an dieser Stelle noch ausführlicher betrachtet werden. Das Ziel dieser speziellen Art von Frage ist es, „[…] spezifische Informationen über die Wahrnehmung des eigenen Körpers eines anderen [zu erlangen], die ihm durch direkte Beobachtung allein nicht zugänglich ist.“ (Rehbein 1993: 326). Die Fragen sind trotz einer Fokussierung auf die Anamnese nicht streng einer Konsultationsphase (Anamnese, Diagnose, Therapie) zuzuordnen, sondern werden vom Arzt gesprächsstrukturübergreifend eingesetzt und können zudem spontanen Einschubcharakter aufweisen.

Dabei werden meist keine offenen, sondern eher Ergänzungs- und Entscheidungsfragen verwendet, die den propositionalen Inhalt der Antwort damit im Vorfeld schon in gewissen Grenzen festlegt (vgl. Ten Have 1993: 376). Jochen Rehbein schreibt dazu:

„Resümierend gesagt, wird im propositionalen Gehalt der Arzt-Frage das für den Arzt saliente (auf Symptome rückführbare) Wissen des Patienten vorformuliert, anders: die Arzt-Frage ist ein Präformulieren der salienten Antwort [...]."

(Rehbein 1993: 330)

Eine inhaltlich und quantitativ freie Artikulation ist dann nur noch schwer möglich und von ärztlicher Seite meist auch nicht gewollt, da ein Ausufern der Antwort befürchtet wird. Bei dem Prozess des Wissenstransfers werden die Fragen nacheinander gestellt und abgearbeitet, so dass das ärztliche Wissen dabei stetig wächst. Die beschriebenen Symptome werden kategorisiert und die verschiedenen Typen von Krankheit als möglich oder abwegig einsortiert. Auf diese Weise „[...] steuert die Antwort des Patienten die professionelle Krankheitsbearbeitung durch den Arzt." (Rehbein 1993: 320-321). Die Frageprozeduren wiederholen sich, bis sich ein immer vollständigeres Bild abzeichnet.[43] Charakteristisch ist hierbei allerdings, dass der Arzt dem Patienten während des Frageprozesses seltenst seine Ergebnisse und Einschätzungen der Antworten mitteilt. Der Arzt kommt zu seinen Schlussfolgerungen nur „mental, nicht interaktional" (Rehbein 1993: 322) und der Behandelte bekommt das Ergebnis seiner Überlegungen schließlich erst am Ende der Anamnese in Form einer Diagnose präsentiert. Zwischendurch kann der Patient anhand der gestellten Fragen und seines medizinischen Laienwissens höchstens die Vermutungen des behandelnden Arztes abschätzen. Eine kommunikative Begleitung der Fragen in Form eines Wissensabgleiches von Arzt zu Patient erfordert meist einen höheren zeitlichen und sprachlichen Aufwand und kommt daher nur in den wenigsten Fällen vor. Allerdings können ärztliche Fragen auch eine andere Funktion als die des Wissensgewinns im Gespräch haben. So wird in der Forschung darauf hingewiesen, dass Fragen unterschwellig Informationen übermitteln können und als Überzeugungsaussagen genutzt werden können, um den Patienten zu einem gewissen Verhalten zu animieren (vgl. Ten Have 1993: 379).

---

[43] Dieser Prozess ist in etwa mit dem in der Literaturwissenschaft genutzten Modell der hermeneutischen Spirale vergleichbar, bei welcher durch wiederholtes Auseinandersetzen mit der Materie der eigene Wissensbestand kontinuierlich anwächst und bei jeder erneuten und ausführlicheren Bearbeitung immer wieder kritisch hinterfragt und weiter ausgebaut wird (Vgl. Rehbein 1993: 321).

Auf Patientenseite gibt es prinzipiell zwei Arten auf Fragen zu antworten (vgl. Rehbein 1993: 359-360). Erstens eine objektivierende Verbalisierung als (Selbst-) Beobachtung der Beschwerden und zweitens eine subjektive Versprachlichung der psychischen Bearbeitung des Leidens. Sicherlich gibt es eine große Bandbreite an Mischformen und der Arzt muss in der Lage sein, aus allen Antwortmöglichkeiten die nötigen Informationen zu gewinnen und entsprechend auf den Äußerungstypus reagieren. Als Letztes sei noch darauf hingewiesen, dass Fragen von Patientenseite eher selten sind. Zudem werden diese nur vereinzelt ausführlich beantwortet, sondern in der Regel ignoriert oder durch einen Themenübergang ‚abgewehrt' (vgl. Rehbein 1993: 312 – 313).

3.3.3.5. Abschließendes

Somit teilt sich die Struktur des Wissenstransfers in der Arzt-Patienten-Interaktion in zwei Phasen, die den Konsultationsabschnitten zugeordnet werden können. Die Anamnese und damit den Beginn der Behandlung dominiert die Wissensvermittlung von Patient zu Arzt in Form zu beantwortender Fragen. Diagnose und Therapie sind durch den Transfer ärztlichen Wissens an den Laien charakterisiert. Diese Zweiteilung ist relativ starr und wird – obwohl von der Forschung gefordert – selten durchbrochen. Die Auswirkungen dieses festen Schemas und der entsprechenden Gegenmodelle werden uns später in Kapitel 3.6 begegnen, da diese großen Einfluss auf den möglichen Einsatz sprachlicher Machtmittel in der Kommunikation haben.

Es lässt sich festhalten, dass der Bereich der verschiedenen Sprachvarietäten (Fachsprache, Laienfachsprache) und des Wissenstransfers sicherlich grundlegend für einen Arztbesuch bzw. ein Konsultationsgespräch ist, da der Patient gezielt Expertise und den Austausch von Wissen für sein gesundheitliches Problem benötigt, dass aber zudem die Gesprächsstruktur dadurch zu einem wesentlichen Teil determiniert wird. So definiert der Wissenstransfer von Patient zu Arzt nicht nur einen wichtigen Teil der gesamten Behandlung, nämlich die Anamnese, sondern bestätigt den Arzt ebenfalls durch seine Rolle als ‚Fragensteller' in seiner sprachlichen Dominanz. Der Gesprächsverlauf selber ist aufgrund fachlich-thematischer Sprünge des Arztes für die Patienten oft nicht nachvollziehbar und die Verwendung von Fachtermini, die ohne

Erläuterung gar nicht oder missverständlich verstanden werden können, tut ihr Übriges (vgl. Oksaar 1979: 17-18). Doch selbst wenn der Arzt dem Patienten durch Vereinfachung und Ersetzung von Fachwörtern entgegenkommt, kann es aufgrund von Ungenauigkeiten und Differierungen der inhaltlichen Vorstellungen (vgl. Löning 1985: 143) noch immer zu Missverständnissen und Kommunikationsproblemen kommen.

Dies zeigt, wie komplex die vorliegenden Interaktionsprozesse sind und dass auch die konkreten individuellen Wissensbestände und Versprachlichungskompetenzen der beteiligten Gesprächsteilnehmer nicht vernachlässigt werden dürfen. Die beschriebenen das Gespräch beeinflussenden Faktoren sind in der Forschung bereits ausführlich beschrieben worden und werden in der späteren Detailanalyse ebenfalls eine wichtige Rolle spielen.

3.4. Gesprächsstrukturen

Nach den Erläuterungen zu den Rahmenbedingungen der Konsultation und deren allgemeinen Folgerungen für die Gesprächssituation sollen nun die in der Forschung ermittelten sprachlichen und dialogischen Prozesse und Strukturen der Arzt-Patienten-Interaktion vorgestellt werden.

3.4.1. Die ‚klassische' Konsultationsstruktur

Begründet durch institutionelle Abläufe und medizinische Routine haben sich in der Arzt-Patienten-Interaktion drei verschiedene und aufeinander aufbauende Gesprächsphasen oder –typen herausgebildet. Diese klassische Untersuchungstrias besteht aus der Anamnese, der Diagnose und dem Therapievorschlag bzw. dessen Erklärung (vgl. Bliesener 1993: 47-50). Die rein mündlich durchgeführte Anamnese als der in der Konsultation dominierende Gesprächstyp beeinflusst dabei je nach Umstand 60 bis 90 % der ärztlichen Diagnosefindung (vgl. Löning 1985: 40-41). Aus eben jener Wichtigkeit für das Gesprächsergebnis und aufgrund der meist schnell aufeinanderfolgenden turns wird ein Hauptaugenmerk dieser Arbeit auf der Anamnese liegen[44], auch wenn die anderen medizinischen Gesprächsformen wie das diagnostische und das therapeutische Gespräch auch ihren Raum in der Analyse bekommen werden. Abgerundet werden diese drei professionellen Gesprächstypen von Eingangs- und Abschlussgesprächen, sowie bisweilen von „Gelegenheitsgesprächen“ (Löning 1985: 40-41), welche keine medizinisch-somatische Basis haben, aber dennoch für die Arzt-Patienten-Beziehung unerlässlich sind. Die konsultationsinterne Unterteilung in Gesprächsphasen ist von großer Bedeutung, da sich die Struktur auf viele linguistische Faktoren wie zum Beispiel das Rederecht, die Themenstruktur und die Gesprächszielsetzung auswirkt. Weiterhin werden je nach aktuellem Gesprächstyp verschiedene Rechte und Pflichten für die Gesprächsteilnehmer festgelegt.

So hat ein Patient im anamnestischen Gespräch trotz umgebungsbedingter Schwankungen einen wesentlich höheren Einfluss auf die Steuerung der Themen und ein stärkeres Recht auf quantitativ große Beiträge als in einem diagnostischen Gespräch. Aufgrund dieser möglichen Neu- bzw. Umdefinierung der Gesprächsgrundlagen durch Typenwechsel kommt der Kontrolle der allgemeinen Gesprächsstruktur höhere Bedeutung zu, als dies in einer Alltagskonversation der Fall ist. Im Folgenden werden die drei zentralen Gesprächstypen Anamnese, Diagnose und Therapie detaillierter vorgestellt, wobei der Fokus stets auf das Verhältnis der beiden Kommunikationspartner gerichtet sein soll. Die gesprächsanalytischen Faktoren Themenstruktur, Hörrückmeldungen und Rederechtverteilung werden anschließend gesondert untersucht, da deren Nutzung in der Arzt-Patienten-Kommunikation eine besondere Bedeutung zukommt.

---

44 Abweichend von Lönings Einteilung möchte ich der besseren Überschaubarkeit halber die körperliche Untersuchung nicht zum diagnostischen, sondern zum anamnestischen Gesprächstyp rechnen. Somit entsteht eine klare Trennung zwischen Informationsgewinnung und der Rückbindung an den Patienten in Form einer Diagnose. Auch wenn eine körperliche Untersuchung meist nur wenige sprachliche Komponenten beinhaltet, ist dies für die spätere Detailanalyse trotzdem von Bedeutung, da dort Anamnese und körperliche Untersuchung teilweise parallel zueinander ablaufen.

3.4.1.1. Gesprächseröffnung

Die das Gespräch einleitende Person in der Konsultation ist unabhängig von der Art des Zusammentreffens fast ausschließlich der Arzt, womit – auch unterstützt durch die vorher schon angesprochenen institutionellen Rahmenbedingungen – gleich zu Beginn sein dominanter Status betont wird (vgl. Löning 1985: 62). Auch im weiteren Verlauf ist die Eröffnungsphase stark von ärztlichen Gesprächsbeiträgen bestimmt, die meist in Form ritueller Verfahren zur Anwendung kommen.

Die Gesprächseröffnung erfüllt fünf grundlegende Aufgaben (vgl. Spranz-Fogasy 1990: 146): Zunächst wird (1) die Wahrnehmung der Gesprächspartner untereinander gesichert, sowie (2) die gegenseitige Aufmerksamkeit hergestellt. Danach werden (3) die Präliminarien wie beispielsweise Begrüßung, Sitzordnung, Informations- und Unterlagenbeschaffung abgehandelt. Der Übergang zur Anamnese wird schließlich (4) mit der Aufforderung der Beschwerdeschilderung durch den Arzt und (5) dem Nachkommen dieses Wunsches durch den Patienten vollführt.

Besonders die aufgeführten Beispiele für Präliminarien stellen jedoch in dieser Vollständigkeit und Reihenfolge ein Ideal dar. In der Praxis werden sie oft vertauscht oder teilweise weggelassen. So kommt es durchaus vor, dass von ärztlicher Seite aus ein einfaches Aufrufen des Patienten zur Behandlung die Begrüßung ersetzt (vgl. Löning 1985: 62) oder dass ein Gegengruß im Gespräch vom Arzt nicht erwartet bzw. abgewartet wird und der Arzt sofort mit dem anamnestischen Gespräch und den dazugehörigen Fragen beginnt (vgl. Rosumek 1990: 31). Weiterhin kann die Aufforderung zur Beschwerdeschilderung lediglich durch ein einfaches Nicken des Arztes und damit also rein nonverbal erfolgen. Zudem ist es möglich, dass gleich zu Beginn ein Gelegenheitsgespräch initiiert wird, in welchem Arzt und Patient zum Beispiel organisatorische Fragen aus den Präliminarien übernehmen und ausführlicher erörtern. Auch Ausführungen über Triviales (z. B. das Wetter), zur Gesprächs- und Beziehungsfestlegung oder persönlichere Äußerungen im Falle von ‚Stammpatienten' sind möglich.

Nachdem der Patient der Beschwerdeschilderungsaufforderung des Arztes entgegen gekommen ist, zeigt sich meist ein weiteres besonderes Merkmal von Arzt-Patienten-Interaktionen: turn-wechsel durch Unterbrechungen. Die Eingangsredezeit von Patienten beträgt je nach Krankheits- und Projektzusammenhang im Mittel zwischen 11 bis 24 Sekunden (vgl. Wilm 2004: 53). Gerade zu diesem Zeitpunkt, da der Patient zum ersten Mal ausführlich Stellung beziehen kann zu seiner Erkrankung, wird eine sprachliche Dominanz der ärztlichen Seite sichtbar, die das ganze Gespräch über von Bedeutung sein wird. Ärzte reißen an dieser Stelle das Gespräch an sich und führen es anschließend fort, „[...] ohne von Patientenaktivitäten gestört zu werden, während Patienten in ihren Ausführungen häufiger unterbrochen werden oder ihnen nur kurze reaktive Einwürfe erlaubt sind.“ (Löning 1985: 126).

Die starke Stellung des Arztes in der gesamten Konsultation wird gleich durch die erste Unterbrechung unterstrichen und der Patient – entsprechend sozialisiert als ‚Fremder' in der medizinischen Institution – akzeptiert dies in der Regel.

3.4.1.2. Anamnese

Die Anamnese ist, wie es sich bereits im Abschnitt Wissenstransfer herausgestellt hat, von ärztlichen Fragen dominiert und stellt einen inhaltlich wie sprachlich extrem wichtigen Punkt in der Konsultation dar. In ihr werden nicht nur Fragen zu den aktuellen Beschwerden gestellt, sondern auch zu bürokratischen Daten oder zu Teilen der Krankengeschichte (vgl. Menz / Lalouschek / Stöllberger / Vodopiutz 2002: 344). Nach Johanna Lalouschek kann eine Anamnese je nach Umständen aus folgenden Elementen bestehen, wobei kein Anspruch auf Vollständigkeit gestellt wird (vgl. Lalouschek 2002b: 156-157):

- akute Beschwerden
- Kinderkrankheiten
- frühere Erkrankungen, Krankenhausaufenthalte und Operationen
- chronische Erkrankungen (Diabetes, Hochdruck, Rheuma etc.)
- Familienanamnese (relevante Erkrankungen von Eltern und Geschwistern)

- Allgemeinanamnese inklusive folgender Subbereiche:
    - aktueller Gesundheitszustand (Appetit, Verdauung und Schlaf)
    - persönliche Daten (Alter, Größe und Gewicht)
    - Alkohol- und Nikotinkonsum
    - (bei Frauen:) gynäkologische Anamnese
    - Geschlechtskrankheiten
    - Medikation und Allergien
- Sozialanamnese (Familienstand, häusliche Versorgung – v. a. bei älteren und pflegebedürftigen PatientInnen im Hinblick auf die Entlassung)
- Adresse des Hausarztes (Arzt-Brief)

Vervollständigt wird die Anamnese dabei meist durch eine nachfolgende körperliche Untersuchung, die allerdings von den vorher gewonnenen Daten und von den beschriebenen Beschwerden abhängig ist und in der Ausführlichkeit großen Schwankungen unterliegen kann (vgl. Lalouschek 2002b: 156). Weiterhin wird in Lehrbüchern darauf hingewiesen, dass neben der Datengewinnung auch Ziel der Anamnese sei,

> „[...] ein Vertrauensverhältnis mit dem Patienten aufzubauen und Einblick in das Leben des Patienten und seine Persönlichkeit zu gewinnen. Dazu ist es nötig, auf den Patienten einzugehen, die eigene Sprache der Sprache der Patienten anzupassen und dem Patienten zu vermitteln, dass man viel Zeit für ihn hat.“
> (Lalouschek 2002b: 158)[45]

Diese Beschreibung entspricht jedoch nicht immer der Wirklichkeit, da Ärzte in Krankenhäusern wie auch in Arztpraxen oft größere Patientenmengen zu versorgen haben. Als Folge von Stress oder Routine kann es geschehen, dass die Anamneseabläufe möglichst schnell und ungestört ablaufen sollen. Hinzu kommt, dass selbst Ärzte die Anamnese als ein „relativ starres Schema“ (Lalouschek 2002b: 157) bezeichnen. Diese Gründe führen dazu, dass die Anamnese oft einem unveränderbarem Prozess aus Frage und Antwort gleicht, in welchem der Arzt die Herrschaft über die Verteilung des Rederechts durch die Artikulation von Fragen konstant beibehält, was die sprachlichen

---

45 Zitiert nach: Hope, R.A. u. a. (1990): „Oxford Handbuch der Klinischen Medizin.“ 3., überarbeitete Auflage. Bern: Huber.

Handlungsmöglichkeiten für Patienten stark einschränkt. Werden vom Arzt geplante Abläufe durch den Patienten aufgrund von mangelnder Erfahrung oder Flexibilität verzögert, werden diese „[...] rasch als lästig, schwierig oder wenig kooperationsbereit kategorisiert, was zu der paradoxen Situation führt, dass diese PatientInnen noch weniger Erklärungen und Informationen bekommen, die sie andererseits eigentlich benötigen, um sich angemessen verhalten zu können.“ (Lalouschek 2002b: 159).[46]

Ähnlich verhält es sich mit eigeninitiativen Patientenäußerungen oder Fragen, die von ärztlicher Seite aus oft als Störung empfunden werden und demnach nur spärlich beantwortet oder gar übergangen werden (vgl. Löning 1985: 113). Um einer grundsätzlich negativen Beurteilung vorzubeugen, muss erwähnt werden, dass die Zielsetzung eines Anamnesegesprächs es grundsätzlich erfordert, dass der Arzt den Informationsfluss und damit die Gesprächsstruktur dominiert (vgl. Fehlenberg 1987: 203). Er braucht gewisse Daten, um eine Diagnose und einen Therapievorschlag zu erstellen und schließlich ist „[...] das Abfragen von Daten [...] auch ein Teil Hilfe, die der Patient erwartet.“ (Lörcher 1983: 90).

3.4.1.3. Diagnose

Während in der Anamnese die Informationen vom Patienten an den Arzt vermittelt werden, ist dies bei der Diagnose umgekehrt. Dabei werden die Erlebnisse des Patienten von den subjektiven und persönlichen Merkmalen getrennt und die Symptome auf Verdacht einem Krankheitsbegriff zugeordnet (vgl. Hildebrandt 2002: 411). Auch wenn schon während der Anamnese vom Arzt Verdachtsmomente geäußert worden sein könnten, erst in der Diagnose erstellt der Arzt eine finale kognitive Kategorisierung der Symptome und teilt sie dem Patienten mit. Meist sagt der Arzt aber während der Anamnese nichts zu

---

46 Auch wenn sich diese Äußerungen zunächst auf eine Anamnese bzw. Aufnahme in einem Krankenhaus beziehen, lassen sie sich auch auf das Gespräch in einer hausärztlichen Praxis beziehen. Sicher ist hier der Unterschied gegeben, dass die Patienten in einem Krankenhaus mit verschiedenen Ärzten konfrontiert sind und daher der einzelne Gesprächskontakt von Arztseite als unwichtiger empfunden wird als in einer niedergelassenen Praxis, in welcher der Patient nur einen behandelnden Arzt hat. Trotzdem kommen Stress und Routine auch hier zum Tragen, so dass diese sprachlichen Phänomene durchaus als übertragbar angesehen werden können.

seinen Schlussfolgerungen und eröffnet diese dem Patienten erst gebündelt in der Diagnosephase nach der Befragung und des Wissenstransfers (vgl. Rehbein 1993: 322).

Während die Anamnese hauptsächlich von einer patientenseitigen Wissensvermittlung geprägt ist und ganz dem Ziel der Informationssammlung gewidmet ist, so spielen in der Gesprächsphase der Diagnose zum ersten Mal auch sprachlich übermittelte Emotionen in größerem Umfang eine entscheidende Rolle. Dabei kommt es nicht nur auf die sprachlichen Formulierungsfähigkeiten des Arztes an, der dem Patienten die möglicherweise unangenehme Nachricht einer schweren Krankheit übermitteln muss, sondern auch der bereits angesprochene ärztliche Selbstschutz (vgl. Bliesener 1993: 55) ist von entscheidender Bedeutung. Aufgrund von starken patientenseitigen Emotionen und Leidensäußerungen kann der Arzt unter einen großen psychischen Druck geraten, den dieser durch eine sprachlich vermittelte, affektive Neutralität abzuwehren versucht (vgl. Lalouschek 2002a: 25).

Dieses Vorgehen mag das Übermitteln der Diagnose für den Arzt vereinfachen, da er sich dabei größtenteils an objektiven Daten und logischen Schlussfolgerungen orientieren braucht, kann aber vom Patienten als sehr unpassend angesehen werden und zudem für das Erreichen einer guten compliance nicht förderlich sein. Somit steht diese Gesprächsphase im Konflikt zwischen ärztlicher Wissensvermittlung an den Patienten einerseits und dem Umgang mit Emotionen andererseits. Hier einen angemessenen und beide Seiten berücksichtigenden Weg zu finden, ist für den Arzt ein hochkomplexer kognitiver und sprachlicher Vorgang, der durch äußere Umstände wie beispielsweise durch eine unklare Krankheitsdefinition oder die Möglichkeit mehrerer, unterschiedlicher Diagnosen noch weiter erschwert werden kann.

3.4.1.4. Therapie

Die Phase der Therapie bzw. der Therapieanleitung beschreibt den Teil der Konsultation, in welcher der Arzt dem Patienten erklärt, wie sein Leiden behoben werden kann. Es werden Behandlungsmöglichkeiten vom Mediziner genannt und auf die nötigen Heilverfahren hingewiesen (vgl. Hildebrandt / Dornblüth / Pschyrembel 2002: 1002). Dies kann allerdings in unterschiedlichster Weise erfolgen. Der Arzt kann verschiedene Methoden zur Disposition stellen, aber auch nur eine Möglichkeit der Heilung nennen. Er kann dem Patienten die Wahl überlassen, die beispielsweise in Bezug auf Medikamente sehr groß sein kann, oder vollständig für ihn entscheiden.[47]

Des Weiteren ist wie bei der Diagnose der Umgang mit Emotionen ein wichtiger Aspekt dieser Gesprächsphase, da der Arzt auch hier sensible und für den Patienten wahrscheinlich unangenehme Informationen übermitteln und die entsprechenden Erwiderungen des Patienten kommunikativ bearbeiten muss. War bereits die Diagnose der Krankheit eine schwere und psychisch belastende Aufgabe, so kann dies in der Therapie noch stärker der Fall sein. Da hierbei nicht nur ‚objektive' Fakten vorgetragen werden müssen, wie es in der diagnostischen Gesprächsphase der Fall sein kann, sondern da der Patient auch überzeugt werden muss, einer Therapie zuzustimmen, ergibt sich eine interaktionale Trennung der Therapiephase vom Rest des Arzt-Patienten-Gesprächs.

Der Arzt kann sich hierbei nicht nur auf sein Expertenwissen und die Untersuchungsergebnisse verlassen, weil er sich in der Kommunikation mit dem Patienten auf seine Psyche und seine Bedürfnisse einlassen muss und dabei mehr als sonst seine kommunikativen und empathischen Fähigkeiten gefragt sind (vgl. Lalouschek 1993: 182-183). Er soll den Patienten mit den Informationen zu seiner Erkrankung versorgen und darlegen, welche Konsequenzen aus der Krankheit für ihn erwachsen. Gleichzeitig muss er erklären, welche Handlungsmöglichkeiten konkret bestehen und ihn schließlich zu einem bestimmten Heilungsverfahren überzeugen. Dies mag bei einem Husten nicht sonderlich aufwendig sein, bei einer Krebserkrankung jedoch gestaltet sich der Vorgang durch die größeren und differenzierteren Auswirkungen komplizierter.

Aufgrund dessen ist der Arzt in dieser Gesprächsphase auf die kommunikative Kooperation und eine Zustimmung des Patienten angewiesen, und nicht umsonst ist compliance in der Forschung zu einem Schlüsselbegriff einer erfolgreichen Behandlung geworden. Einen Patienten von einer Therapie zu überzeugen, kann nur auf sprachlichem Wege geschehen und verschiedene Gesprächsmecha-

47 Näheres zu zwei Behandlungsverfahren, die sich besonders auf die therapeutische Gesprächsphase beziehen, ist in Kapitel 3.6.2. (S. 104) zu finden.

nismen von ärztlicher Seite, wie eine Objektivierung der Krankheit oder die Reduktion des Dialogs auf ein Frage-Antwort-Schema bzw. auf Monologe, greifen hier nicht mehr. Aus diesem Grund ist die Vermittlung einer Therapie und die Erlangung der Akzeptanz des Patienten hierfür eine große kommunikative Herausforderung für den Arzt und besonders in diesem Zusammenhang ist das Verlangen, sprachliche Machtmittel einzusetzen, um zumindest eine vordergründige und kurzfristige compliance zu erreichen, besonders groß.

3.4.1.5. Gesprächsbeendigung

Die Beendigung des Konsultationsgespräches ist meist durch einen lebhaften Sprecherwechsel gekennzeichnet (vgl. Löning 1985: 76). Das erste preclosing kommt dabei fast ausschließlich vom Arzt, was wiederum zeigt, dass auch gegen Ende des Gespräches der Arzt die Struktur weitgehend dominiert. Es kommt häufig vor, dass der Patient mit einem Ende der Konsultation noch nicht einverstanden ist und durch weitere Angaben von Themen oder Nachfragen das Gespräch weiter laufen lassen möchte. Hierbei tritt deutlich der Widerspruch zwischen den Erwartungen von Arzt und Patient zutage (vgl. Löning 1985: 74). Der Patient hat sich in der Regel Zeit genommen für die Konsultation und erwartet daher, dass dies gewürdigt und die Behandlung ausführlich durchgeführt wird, auch zur vollständigen Sicherung der eigenen Gesundheit. Der Arzt jedoch hat mehrere Patienten und meist einen recht engen Terminplan, der ihm selten Zeit für wirklich ausführliche Gespräche lässt. Dieser Konflikt kann schon während der Anamnese oder der Diagnose sichtbar werden, tritt aber besonders in der Endphase des Gesprächs auf. Dieser Konflikt entsteht natürlich nicht, wenn der Patient selber in Zeitnot ist, sich gut behandelt fühlt oder der Arzt sich aus verschiedenen Gründen viel Zeit mit dem Patienten nimmt. Somit ist die Ausgestaltung des Gesprächsendes sehr von äußeren Kontextfaktoren abhängig.

Abschließend sind in der Phase der Gesprächsbeendigung noch einmal deutlich die Einflüsse der verschiedenen Kontextfaktoren auf die Interaktionsstruktur zu erkennen. Durch das nahende Ende des Gesprächs werden die gegenläufigen Motivationen und Gesprächsziele – falls vorhanden – ein letztes Mal ausdrücklich artikuliert, in der Hoffnung dem Gegenüber letzte Zugeständnisse abzuringen. Dass hier der Arzt, der bisher die Makrostruktur des Gesprächs weitgehend dominierte, einen klaren Vorteil hat, liegt auf der Hand.

3.4.2. Gesprächsanalytische Besonderheiten

3.4.2.1. Rederechtorganisation

Spielten Unterbrechungen und Dominanz im Rederecht bisher schon mehrfach eine Rolle, soll nun explizit auf diesen zentralen sprachlichen Ablauf eingegangen werden, der wie kein anderer das Arzt-Patienten-Gespräch und im Besonderen die Anamnese prägt. Ärzte ‚erkämpfen' ihr Rederecht fast ausschließlich durch Selbstwahl und häufig in Form von overlaps oder auch direkten Unterbrechungen (soweit dies gesprächsanalytisch feststellbar ist). Obwohl gerade mehrfache Unterbrechungen im Gespräch als ausgesprochen unhöflich und aggressiv gelten und sanktioniert werden können, werden sie in der Arzt-Patienten-Interaktion ausgesprochen häufig toleriert. Stefan Wilm weist in dem Zusammenhang allerdings darauf hin, dass dies keine Regel sein muss und in der Tat ebenso zu Konflikten führen kann: „Frühe Unterbrechungen sollten offensichtlich die Gesamtkonsultationszeit abkürzen, was gelegentlich zu einem ‚Kampf' mit dem Patienten führte […]" (Wilm 2004: 54-55). In diesem Zusammenhang weist er auch auf mögliche Gründe für dieses sprachlich sehr auffällige und gesellschaftlich prinzipiell nicht gerne gesehene Verhalten hin. Die Unterbrechungen können beispielsweise die Funktion haben, die Konsultationszeit zu kontrollieren und nach Möglichkeit zu verkürzen. Hier spielt häufig die Angst eine Rolle, dass der Gesprächsablauf durch zu lange Patientenaussagen in die Länge gezogen und ihrer Kontrolle entrissen werden könnte (vgl. Wilm 2004: 53).[48]

Zudem erfolgen Unterbrechungen aber auch, „um Details der symptombezogenen Anamnese – zeitlicher Beginn und Verlauf, Begleitsymptome – zu

---

[48] Erwähnenswert ist in diesem Zusammenhang die Tatsache, dass ebenfalls nachgewiesen wurde, dass die Länge der Eingangsredezeit keinen Einfluss auf die Gesamtkonsultationsdauer hat. Ob somit auch die allgemeine Angst vor eine Dehnung des Gespräches durch längere Patienteneingaben unbegründet sein kann, scheint nahe zu liegen, ist aber auch sehr stark vom individuellen Patientenverhalten abhängig.

ergänzen oder zu vertiefen.“ (Wilm 2004: 53). Dass diese zusätzlichen Details nicht nach den Patientenausführungen erfragt werden, sondern durch eine Unterbrechung oder einen overlap eingefügt werden, zeigt auf das starre und hintergründig arbeitende Anamneseschema hin, an welchem sich der Arzt im Gespräch orientiert. Gestützt wird das Verhalten dadurch, dass der Arzt meist schon früh in der Anamnese eine Vermutung hat und sich einen logischen wie sprachlichen Plan zu Recht legt, um die geschätzte Ursache der Symptome gezielt zu erfragen (vgl. Löning 1993a: 191). Durch diesen ‚Plan' geleitet, unterbricht er und fragt spezielle Themengebiete der Anamnese ab, in der Hoffnung seine Vermutung bestätigt zu bekommen.

Patienten erhalten ihr Rederecht meist durch eine in den Fragen des Arztes implizierte Fremdwahl. Nur äußerst selten unterbrechen Patienten den Arzt und durch den Frage-Antwort-Charakter der Anamnese ist eine Selbstwahl für den Patienten fast ausgeschlossen. In der Regel antwortet der Patient kurz, wie es von seiner Rolle erwartet wird. Der Arzt hingegen reagiert selten direkt auf die Antwort. Die Äußerung des Patienten werden „[...] häufig nicht extra bestätigt oder aufgegriffen, d.h. die nächste Frage des Arztes ist zugleich die ‚Verarbeitung' der Antwort.“ (Lalouschek 2002b: 161).

Sind die Antworten des Patienten außergewöhnlich lang, gibt es prinzipiell zwei Möglichkeiten, wie der Arzt damit umgehen kann. Einerseits existieren die oben angesprochenen und in der Praxis dominierenden Unterbrechungen, aber andererseits verzichtet der Arzt auch häufig bewusst auf Hörrückmeldungen und geht zu schweigsamem Zuhören über (vgl. Ten Have 1990: 112). Durch die Verweigerung sprachlicher Rezeptionssignale soll der Patient zu einem selbstständigen Ende seines turns gebracht werden. Reicht dies nicht aus, versucht der Arzt durch unerwartet deutliche und in hoher Frequenz gegebene Hörrückmeldungen einen möglichen overlap oder eine Unterbrechung der Patientenäußerung herbeizuführen, was in der Mehrheit der Fälle auch funktioniert.

Große Schweigephasen, in welchen die turn-Wahl von den Sprechern relativ frei gestaltet wird, existieren in der Arzt-Patienten-Interaktion kaum. Während der Anamnese, der Diagnose und des Therapiegesprächs wird fast ausnahmslos geredet, wobei der Anteil des Arztes quantitativ stark überwiegt. Selbst während der körperlichen Untersuchung, dem Ausstellen eines Rezeptes oder der Eingabe von Daten in den Computer wird das Gespräch meist fortgeführt. Auch in solchen Fällen überwiegen die Gesprächsbeiträge des Arztes, der zudem in solchen Situationen in einen fragmentarischen und von starken Selbstunterbrechungen und fehlerhafter Syntax geprägten Sprachstil zurückfällt. Es ist zu vermuten, dass dieses Vorgehen vermeintlich unangenehme Schweigephasen und kritische Nachfragen von Patientenseite verhindern soll, was an dieser Stelle aber nicht weiter ausgeführt werden kann. Der Arzt beendet seine turns fast ausschließlich im Rahmen einer Frage und verbindet damit die Aufforderung an den Patienten mit einem Gesprächsbeitrag die Konversation fortzusetzen. Beendet der Patient seinen turn nicht durch eine Unterbrechung, sondern eigeninitiativ mit anschließendem Schweigen, setzt beinahe immer nahtlos der Arzt mit seinem turn ein (vgl. Ten Have 1990: 119). Somit sind gedankliche Pausen zur vorbereitenden sprachlichen Formulierung oder für ausführlichere Korrekturhandlungen im schnellen Wechselspiel der turns und ohne ein Vorhandensein von Pausen kaum möglich.

Der Patient, der diese Kommunikationsart im Gegensatz zum Arzt nicht gewohnt ist, wird durch die Gesprächsstruktur und die inhaltlichen Erwartungen unter einen großen Druck gesetzt. Nonverbale Signale, artikulierte Unzufriedenheit oder Nachfragen von ärztlicher Seite können die Belastung des Patienten so weit erhöhen, dass diese schließlich auch sprachlich in Form von vermehrten Unsicherheitsmarkierungen und Korrekturphasen sichtbar wird.

Die Sprecherwechsel im Arzt-Patienten-Gespräch sind so stark von äußeren Umständen wie dem Anamneseschema oder auch dem Druck des Arztes geprägt, dass sie nahezu permanent sprachliche Konfliktsituationen darstellen (vgl. Löning 1985: 123). Zahlreiche overlaps und Unterbrechungen zeigen, dass beide Interaktionspartner häufig zeitgleich das Rederecht für sich beanspruchen. Auf der einen Seite befindet sich dabei der Arzt, der sein Frageschema unter zeitlichem Druck durchführen und die Behandlung voranbringen möchte. Auf der anderen Seite ist der Patient, welcher seine Leiden äußern und meistens auch über die damit verbundenen Gefühle und die sozialen Konsequenzen reden möchte (vgl. Lalouschek 2002b: 170).

Dass dieser große Druck die Gesprächssituation nicht ‚sprengt' und turn-Wechsel dennoch funktionieren, liegt an der Sonderrolle des Arztes (vgl. Quasthoff 1990: 77), welche in der Institution und dem Verständnis der Rollenbilder begründet ist und ihm erlaubt sein Relevanzsystem auch im Bereich der turn-Wechsel so konsequent durchzusetzen. Dass die Konflikte um die Redebeiträge trotzdem sprachlich sichtbar sind und auf mikroskopischer Ebene zu betrachten sind, wird die linguistische Analyse zeigen.

3.4.2.2. Themenstruktur

Eine weitere sprachliche Besonderheit, die hauptsächlich in der Anamnese zum tragen kommt, ist der von ärztlicher Seite vorgenommene spontane Wechsel von Themen. Wie bereits bei den turn-Wechseln zu sehen war, wird der inhaltlich-thematische Verlauf des gesamten Gesprächs und in besonders starken Maße die Anamnese vom Arzt dominiert. Das feststehende Anamneseschema wird von den Ärzten im Verlauf wie ein „unsichtbares Formular" (Lalouschek 2002b: 162) dem Gespräch zu Grunde gelegt. Sie arbeiten die einzelnen Themengebiete nach und nach ab, wobei ein konkreter Krankheitsverdacht auch zu einer gewissen Auswahl an Befragungsthemen oder dem Umstellen der Reihenfolge führen kann (vgl. Spranz-Fogasy 1990: 150). Dem Arzt sind die Themengebiete vertraut und er weiß, in welchem medizinischen Bereich er sich innerhalb der Anamnese befindet, der Patient aber, dem das Abfrageschema unbekannt ist, wird nur mit den einzelnen Fragen konfrontiert, die teilweise einen Sinnzusammenhang vermissen lassen.

Daher ergibt sich ein Widerspruch zwischen den Themen der Anamnese und des Gespräches selber: „So sind die ärztlichen Fragen innerhalb eines Anamnesebereichs zwar kohärent auf den Inhalt dieses Bereichs bezogen, nicht aber kohärent im Zuge des realen Gesprächsverlaufs." (Lalouschek 2002b: 162). Noch auffälliger wird dies bei Themenwechseln, wenn also innerhalb des Gespräches ohne vorherige Ankündigung der Befragungsgegenstand radikal geändert wird:

> „An diesen Gesprächsstellen kommt es für die PatientInnen regelmäßig zu nicht nachvollziehbaren thematischen Sprüngen, eine weitere Bedingung, die ihre aktive Gesprächsbeteiligung erschwert."
>
> (Lalouschek 2002b: 162)

Wie Johanna Lalouschek betont, bedeuten diese thematischen Wechsel für den Patienten eine Belastung, da dieser zwar weiß, dass der erfragte Inhalt seine Krankheit betrifft, aber keinen Zusammenhang zwischen Frage- und Themenanordnung erkennen kann. Dadurch bleibt dem Patienten lediglich die Wahl, passiv auf die Themenänderungen zu reagieren. Von ihm geäußerte Informationen, die nicht zum aktuellen Frageabschnitt passen, werden oft ignoriert oder erst dann wahrgenommen bzw. erneut angesprochen, wenn das entsprechende Thema im „Anamnesekatalog" (Lalouschek 2002a: 31/162) erreicht ist. Versucht der Patient selber einen Themenwechsel, verweigert ihn der Arzt meist, da er erneut ein Ausufern des Gesprächs befürchtet (vgl. Löning 1985: 116) und zudem von seinem Abfrageschema abgebracht werden könnte.

Die thematische Dominanz zeigt sich zudem in Bereichen, die stärker vom Patienten geprägt sein sollten. Die Beschreibung der Beschwerden wird nicht nur früh und häufig unterbrochen, wie es im Abschnitt zur Rederechtorganisation gezeigt wurde, sondern thematisch fremdstrukturiert (vgl. Lalouschek 2002b: 167). Dadurch passt der Arzt die patientenseitigen Aussagen nicht nur seinem vergeistigten Schema des Anamneseablaufs an, sondern leistest damit auch einen praktischen Beitrag zur Institutionalisierung der Krankheit. Denn hier wird sie aus dem individuellen Leidens- und Lebenszusammenhang gelöst und in eine vorgegebene medizinisch verwertbare Form gebracht, wobei sich das Gespräch vom Relevanzsystem des Patienten entfernt.

Löning geht in der Analyse der Themenstruktur noch einen Schritt weiter und differenziert zwischen Großthemen, welche von Anfang an im Gespräch feststehen und im konkreten Fall der Konsultation die medizinische Behandlung eines vom Patienten geäußerten Leidens betreffen, und Detailthemen, die in fünf verschiedenen Weisen von Sprechern genutzt werden können (vgl. Löning 1985: 82 ff.):

- sachinformativ
- psychologisch
- organisatorisch
- beziehungsrelevant
- befindlichkeitsbezogen

In ihrer Untersuchung zeigt sich, dass der Arzt bis auf die beziehungsrelevante Ebene jeden Bereich dominiert (vgl. Löning 1985: 108 ff.). Daraus lassen sich zwei wichtige Schlüsse für die thematische Struktur des Gesprächs ziehen. Zunächst zeigen sich dabei die Versuche des Patienten auf der beziehungsrelevanten Ebene, den Arzt aus einem somatisch-analytischen Zusammenhang heraus in ein persönlicheres Gespräch zu drängen, in welchem er auch über Ängste und Gefühle reden kann. Da aber Löning zudem darauf hinweist, dass die Verwendung beziehungsrelevanter Themen äußert selten ist, wird deutlich, wie wenig erfolgreich Patienten damit sind. Ihnen bleibt zur Äußerung ihrer Emotionen lediglich der befindlichkeitsbezogene Themengebrauch, der aber oft mit der sachinformativen Ebene verbunden ist und darüber hinaus auch vom Arzt nicht in ausreichender Weise in das Gespräch einbezogen wird.

Zweitens wird deutlich, wie sehr der Arzt jeden anderen Themenbereich bzw. deren Verwendung dominiert:

„Die Gesamtzahl der jeweils vom Arzt und vom Patienten initiierten Detailthemen zeigen schon hier, dass der Arzt deutlich privilegiert ist. Dies ergibt sich selbstverständlich aus seinem Vorsprung an Fachwissen, was sich in Sacherläuterungen niederschlägt, aber auch aus den ihm zugeordneten Machtbefugnissen, die ihm die Aufgabe der weiteren Organisation zuweisen."

(Löning 1985: 112)

Schließlich bleibt nur zu sagen, dass ähnlich wie bei der Rederechtverteilung die ‚Autorität' und Gesprächsführung von Anfang an auf Seiten des Arztes liegen und Patientenvorstöße in Richtung eines zumindest ausgeglichenen Gespräches meist durch sprachliche Mittel zurückgewiesen werden.

3.4.2.3. Hörrückmeldungen

Auch wenn die Hörrückmeldungen schon im Bereich des Rederechts angesprochen wurden, soll hier aufgrund ihrer wichtigen Funktionen noch einmal näher auf sie eingegangen werden. Neben der Möglichkeit vermehrte Hörrückmeldungen als Signale an den Patienten zu senden, in der Absicht, dass dieser seinen turn beendet, werden sie zugleich in einer continuer-Funktion eingesetzt (vgl. Ten Have 1990: 104). Sie fordern einen möglichst zügigen Informationsaustausch von Patientenseite und passen sich damit gut in die Vermittlung von zeitlicher Knappheit ein, welche Els Oksaar folgendermaßen beschreibt:

„Der gehetzte Arzt wird als solcher durch die parasprachlichen und kinesischen Elemente seiner Kommunikation eingeschätzt. Er gibt, ohne es verbal auszudrücken, durch andere Kanäle Informationen darüber, dass er wenig Zeit hat und dass lange Gespräche und Fragen nicht erwünscht sind – sein Verhalten hat Ausdrucks- und Appellfunktion."

(Oksaar 1979: 19)

Somit werden durch die hohe Frequenz von Hörrückmeldungen mehr Informationen vom Patienten gefordert, während dieser bereits seinen Gesprächsbeitrag produziert. Dieses Verhalten stützt die Annahme, dass der Arzt nur auf spezielle Informationen für das Anamnesemuster aus ist und diese zügig einfordert, während Klagen oder Beschwerden passiv toleriert werden (vgl. Ten Have 1990: 115). Das geschieht meist bis zu dem Punkt, da die Einschätzung des Arztes belegt oder falsifiziert worden ist und anschließend zu einem anderen Thema gewechselt wird.

Die Ablehnung unpassender Informationen kann, wie bereits erläutert, auch durch die Verweigerung von Hörrückmeldungen zum Ausdruck gebracht werden. Da jedoch gerade Patienten in Konsultationen durch die teilweise schwierigen Beschreibungen und dem unsicheren Annähern an einen Fachbereich Rückmeldungen wünschen und stark auf deren Produktion achten (vgl. Ten Have 1990: 118-119), wird durch deren Verweigerung explizit ausgedrückt, dass der aktuelle Gesprächsbeitrag für den Arzt nicht von Wert ist.

Festzuhalten bleibt, dass Hörrückmeldungen in der Arzt-Patienten-Interaktion verschiedene Funktionen haben können, die besonders in der ärztlichen Nutzung von denen in Alltagsgesprächen abweichen. Welche Funktion sie jeweils tatsächlich einnehmen, kann mit einer akzeptablen Sicherheit ausschließlich an konkreter Stelle im Gespräch geklärt werden.

3.5. Asymmetrische Strukturen

Auf den zurückliegenden Seiten wurden anhand der Rahmenbedingungen, deren direkten Folgen sowie an der Gesprächsstruktur selber verschiedenste Asymmetrien im Gespräch nachgewiesen. Diese strukturelle Ungleichheit zu Gunsten des Arztes wurde in der Forschung bereits mehrfach empirisch nachgewiesen (vgl. Fehlenberg 1987: 228 / 261) und stellt ein wesentliches

Element medizinischer Kommunikation dar. Es ist bezeichnend, dass die Asymmetrien zu Gunsten des Arztes nahezu alle wesentlichen Gesprächsebenen betreffen, wie beispielsweise die Eröffnung oder die Beendigung des Gespräches, den Überhang an Redezeit, die Dominanz bei der Rederechtverteilung oder auch die Bestimmung der thematischen Schwerpunkte. Während in Teilen der Forschung die ärztliche Dominanz größtenteils auf die Fachsprache und ihre Verwendung zurückgeführt wird (vgl. Lörcher 1983: 18), beziehen sich andere mehr auf die Auswirkungen der institutionellen Umgebung und der vorherrschenden Rollenbilder:

> „In der Arzt-Patienten-Interaktion, und damit auch bei Anamnesen, sind ÄrztInnen aufgrund ihrer Berufsrolle und aufgrund der institutionellen und fachlichen Zielsetzung dieses Diskurstyps als ‚für die Interaktion zuständig' definiert und daher quasi-automatisch mit entsprechenden Sonderrechten interaktive Art ausgestattet, die es ihnen ermöglichen, diese Ziele auch durchzusetzen. Diese Sonderrechte sind Vorrechte für interaktive Handlungen, die in anderen Interaktionen mit den jeweiligen Beteiligten erst ausgehandelt werden müssten, also z.B. das Vetorecht, ein Gespräch initiieren und beendigen zu können, das Vorrecht, Fragen zu stellen, aber nicht in gleicher Weise antworten zu müssen, und das Vorrecht, thematische Wechsel und Unterbrechungen auch ohne Erklärungen durchführen zu können."
>
> (Lalouschek 2002b: 161)

Meiner Ansicht nach haben alle beschriebenen Faktoren ihre Auswirkungen auf die Konsultationsgespräche; dies ist aber von Fall zu Fall und von der jeweiligen konkreten Situation abhängig. Dirk Fehlenberg wählt bei der Analyse einen anderen Ansatz und unterscheidet bei der beobachteten Gesprächsungleichheit zwischen situationstypischer Asymmetrie, worunter er den Handlungsrahmen und die institutionellen Einflüsse zusammenfasst, und interaktiver Asymmetrie (vgl. Fehlenberg 1987: 203). Die zweite Komponente definiert er folgendermaßen:

> „Diese zweite Asymmetriekomponente betrifft den Bereich der interpersonalen aushandelbaren Realisierungsmöglichkeiten einer bestimmten institutionsgebundenen Situation. Sie ist ein ‚Mehr' an Asymmetrie, als nach den zweckbestimmten Handlungsnotwendigkeiten unbedingt erforderlich wäre."
>
> (Fehlenberg 1987: 203)

Fehlenberg beschreibt hier meiner Ansicht nach die zentrale Ursache für die beobachtete Ungleichheit und ihre Folgen. Das Arzt-Patienten-Gespräch hat von Beginn an unter situationstypischen Ungleichheiten zu leiden, an welchen weder

Arzt noch Patient etwas ändern können. Ein Hausarztbesuch findet in der Regel in dessen Praxis statt und eine medizinische Untersuchung erfordert zwangsläufig ein gewisses Anamneseschema. Aber wie gehen die Gesprächspartner und insbesondere der Arzt mit diesen Grundlagen um? Was machen sie sprachlich aus ihnen?

In der Praxis hat sich jede Gesprächspartei auf ihre Weise mit der Ungleichheit abgefunden. Die situationsbedingte Asymmetrie, welche den Vorteil einer gewissen Organisation der medizinischen Institutionen mit sich brachte und damit eine Hierarchie etablierte, wurde zunächst von Arzt und Patient als normal empfunden und akzeptiert (vgl. Fehlenberg 1987: 204). Doch der weitere Umgang damit und die sich daraus ergebene interaktive Asymmetrie wurden in der zweiten Hälfte des 20. Jahrhunderts zunächst von Patientenseite und später auch von wissenschaftlicher Seite her zunehmend zum Anlass von Kritik. Es wurde und wird immer noch eine zu große Distanz zwischen Arzt und Patient moniert (vgl. Lörcher 1983: 1), sowie der Wunsch nach mehr Informationen und einem offeneren Kommunikationsstil geäußert (vgl. Klemperer 2003: 39).

3.6. Behandlungsziele und -konzepte

Bisher beschriebene Gesprächsstrukturen, Rahmenbedingungen und deren Folgen in Form einer Ungleichheit zwischen Arzt und Patient spiegeln zwar den aktuellen Stand der Forschung wieder, sind aber in großen Teilen schon seit längerer Zeit bekannt. Während jedoch einige aktuelle Ratgeber zur medizinischen Kommunikation immer noch an den Symptomen arbeiten und sprachliche Musterlösungen anbieten, um möglichst geringen Widerstand von Patientenseite zu erhalten und ihr eigenes Konzept ‚durchzudrücken' (vgl. Welling 2003: 61 ff.), ging die Forschung einen anderen Weg. Als Reaktion auf die Ungleichheit und die gesellschaftliche wie fachinterne Kritik daran wurden in den letzten Jahren und Jahrzehnten auf teilweise interdisziplinärer Basis verschiedene Modelle und Konzepte entwickelt.

Hierbei wurden im Bewusstsein, dass Ziel und Konzeption eines Gesprächs den Verlauf und die Struktur erheblich beeinflussen (vgl. Löning 1985: 102-104), zwei alternative Grundkonzepte für die medizinische Kommunikation entwickelt, die sich von den ‚klassischen' Methoden und den damit verbundenen Problemen abgrenzen sollen. Im Folgenden wird daher nach der Vorstellung des wichtigen Grundbegriffs compliance näher auf die gegensätzlichen Modelle von paternalistischer und kooperativer sowie psychosozialer und somatischer Gesprächsführung eingegangen, um diese später auf das konkrete Gesprächsverhalten beziehen zu können.

3.6.1. Compliance

Obwohl der Begriff der compliance selber noch kein grundlegendes Konzept ist, beschreibt er einen wichtigen Aspekt im Zusammenhang mit medizinischen Gesprächen, nämlich das Verhältnis zwischen Arzt und Patient und im Besonderen deren späterer Wirkung auf den Heilungserfolg. Es gibt verschiedenste Definitionen von compliance (vgl. Scheibler 2004: 25-26) und je nach Ansicht schwanken sie zwischen der „[...] Bereitschaft des Patienten zur Mitarbeit bei diagnostischen und therapeutischen Maßnahmen und seiner Zuverlässigkeit bei der Befolgung von Anweisungen [...]" (Wiese 2001: 228) und striktem Gehorsam dem Arzt und seinen Anweisungen gegenüber (vgl. Klemperer 2003: 37).

Egal welchem Ansatz man sich zuwendet, compliance beschreibt definitionsübergreifend die Tatsache, dass der Patient die in der Konsultation besprochenen therapeutischen Möglichkeiten akzeptiert und umsetzt. Auch wenn dieser Begriff damit stark an der therapeutischen Gesprächsphase und dem Handeln des Patienten außerhalb der Konsultation orientiert zu sein scheint, so wird die Basis für dieses überspitzt gesagt „fügsame Verhalten" (Scheibler 2004: 13 ff.) doch im gesamten Gespräch gelegt. Ob hierzu eine Mitarbeit des Patienten gehört und wenn ja, wie diese aussehen soll, wird lebhaft diskutiert. Die verschiedenen Standpunkte können aus Gründen des Umfangs an dieser Stelle leider nicht weiter ausgeführt werden und sind für die spätere Gesprächsanalyse auch nicht von großer Bedeutung, weshalb hier nur auf die Literatur verwiesen sein soll (Pro: Gülich 1999: 181 / Contra: Bliesener 1993: 52).

Auch wenn mit compliance noch keine Aussage über ärztliches Verhalten und den Umgang mit Asymmetrie getätigt wurde, so ist der Begriff doch zentral für die ärztliche Behandlung. Denn wenn, wie oben angedeutet, der Patient die

Therapie akzeptiert und umsetzt, hat er sie vorher in der Regel inhaltlich verstanden und hatte keine Einwände. Untersuchungen haben in dem Zusammenhang gezeigt, dass diese eigentlich logischerweise zu einer Konsultation gehörenden Elemente ungewöhnlich selten vorhanden sind. So weist Fluck darauf hin, dass am Beispiel einer Studie

> „[…] volle 60 % der Kranken falsche oder nur teilweise richtige Kenntnisse von der eigenen Krankheit besaßen. Entsprechend waren auch die Informationen über die Behandlung schlecht: 35 % hatten ganz falsche, 34 % teilweise falsche oder lückenhafte Kenntnisse von der Therapie, insgesamt 69 % wussten also nicht richtig, was mit ihnen in der Klinik gemacht worden war.“

(Fluck 1996: 97).[49]

Zudem verweigern nach einer anderen Studie ca. 65 % der Patienten aus verschiedensten Gründen die vom Arzt eingeleiteten therapeutischen Maßnahmen (vgl. Spranz-Fogasy 1990: 145).

Obwohl diese Untersuchungen älteren Datums sind, ist anzunehmen, dass sich dies bis heute nicht grundlegend, sondern höchstens peripher geändert hat, da die Herstellung von compliance weiterhin ein wichtiges Forschungsthema geblieben ist. Insofern werden die in den nächsten Abschnitten folgenden Behandlungskonzepte in der Praxis nicht nur nach ihrer sprachlichen Angemessenheit bewertet und untersucht, sondern auch nach der damit verbundenen Wirksamkeit der Erzeugung von compliance.

3.6.2. Paternalistische und kooperative Methoden

Die Unterscheidung zwischen kooperativer und paternalistischer Behandlungsweise liegt im Umgang mit dem Patienten, dessen Einbezug in die Diagnoseerstellung und die Entwicklung einer entsprechenden Therapie. Im paternalistischen Modell bekommt der Patient die ‚Krankenrolle’ zugeschrieben und verhält sich demnach passiv bis abhängig gegenüber dem Arzt (vgl. Klemperer 2003: 11). Der gilt als Experte mit großem Fachwissen sowie ethischer Verpflichtung und übernimmt im Behandlungsprozess die Verantwortung, über alle Maßnahmen zu entscheiden. Diese Beziehung zwischen Arzt und Patient ist

---

[49] Zitiert nach: Lüth, Paul (1974): „Sprechende und stumme Medizin. Über das Patienten-Arzt-Verhältnis.“ Frankfurt: Campus. 21.

stark von objektivistischen und normativen Ansichten geprägt, wie es Klemperer verdeutlicht:

„Dem Modell liegt die Annahme zu Grunde, dass es objektive Kriterien dafür gibt, was das Beste ist. Die Beteiligung des Patienten erfolgt in eingeschränkter Form. Vom Patienten wird Dankbarkeit erwartet. Der Arzt ist hier der Beschützer des Patienten. Es ist seine Pflicht, die Interessen des Patienten über alle anderen Interessen zu stellen.“

(Klemperer 2003: 14)

Zum beschriebenen Schutz des Patienten zählt auch die Informationskontrolle. Der Arzt entscheidet wie viele Auskünfte der Patient in gewissen Situationen, wie beispielsweise sehr schweren Erkrankungen, vertragen kann und übermittelt dann nur die ausgewählten Daten zur Krankheit (vgl. Oksaar 1979: 21). Ein solcher Patientenumgang gilt als anstrengend für den Arzt, da dieser mehr Verantwortung übernehmen und auch die Konsequenzen seiner Entscheidungen im vollem Umfang tragen muss (vgl. Abholz 1993: 50-51). Dieser emotionale Druck wird allerdings dadurch kompensiert, dass der Arzt in der Beziehung als nahezu omnipotent auftreten kann. Durch die Vermittlung der eigenen Wichtigkeit, sowie durch Respekt und Folgsamkeit von Patientenseite, erhält der Arzt eine Art psychische Befriedigung (vgl. Abholz 1993: 51-52).

Durch das Beziehungsgeflecht und die fachliche Expertise ist der Arzt in einer paternalistischen Patientenbeziehung stets die dominierende Person, was sich selbstverständlich auch auf die Gesprächsgestaltung auswirkt.

Dieses väterliche Behandlungsmodell ist der ‚Klassiker' im Umgang mit dem Patienten und seit der Professionalisierung der ärztlichen Tätigkeit immer präsent gewesen. Durch die Veränderungen in jüngster Zeit (vgl. Gülich 1999: 167 oder Klemperer 2003: 10) hat sich die Wissenschaft jedoch von diesem vermeintlich autoritären und einseitigen System entfernt und plädiert in den letzten Jahren zunehmend für einen neuen Umgang mit dem Patienten bezüglich Diagnose und Therapiefindung.

In diesem neuen Zugang wird der Patient „[...] als Partner in einer Entscheidung, ja noch weitergehend als Konsument von Wahlmöglichkeiten angesprochen.“ (Abholz 1993: 47). Es ist hierbei vorgesehen, dass der Arzt den Patienten mit allen nötigen Informationen versorgt, die er braucht, um die

Diagnose zu verstehen und verschiedene Therapiekonzepte abwägen zu können. Wie es dann letztlich mit der Entscheidungsfindung weitergeht, wird in der Wissenschaft noch diskutiert. Eine der Seiten plädiert für das informative Modell, in welchem der Patient nach dem Transfer der Informationen die Entscheidung alleine trifft (vgl. Klemperer 2003: 14-15).

Das jedoch populärste Konzept in diesem Zusammenhang ist das des Shared-Decision-Making (vgl. Scheibler 2004: 33 ff.). Demzufolge wird der Patient ebenfalls in den Informationsprozess mit einbezogen, doch die Entscheidung wird zusammen gefällt. Arzt und Patient sollen Alternativen abwägen und gemeinsam die Diagnose festlegen, als auch die Therapieentscheidung treffen. Dieses Entscheidungskonzept hat den Vorteil, dass die compliance erhöht wird, da der Patient an der Entscheidung mitbeteiligt war und ihm diese nicht aufgezwungen wurde, und dass der Arzt durch die gemeinsame Verantwortung emotional entlastet wird (vgl. Abholz 1993: 51). Die Gefahr einer Überforderung der fachlichen Kenntnisse und einer zu großen Verantwortung des Patienten findet hier im Vergleich zum informativen Modell meist nicht statt, da der Arzt noch ausreichend beteiligt ist. Weiterhin verläuft ein solches Gespräch in Bezug zur Diagnosefindung weniger asymmetrisch, da der Patient an den wichtigsten Informationsschritten aktiv beteiligt wird. Gemeinsame Entscheidungen bezüglich der Therapie erfordern vom Arzt ein sprachliches Entgegenkommen in Richtung des Patienten, der seine Meinung hier frei äußern können muss. Der Nachteil allerdings wird in der Forschung darin gesehen, dass gut informierte und entscheidungswillige Patienten sich häufig für andere therapeutische Maßnahmen als ihre Ärzte entscheiden (vgl. Klemperer 2003: 34) und dies durchaus zu Konflikten in der Arzt-Patienten-Interaktion führen kann.

Auch ist der kooperative Behandlungsstil kein ‚Wundermittel' und nicht bei jedem Patienten erfolgreich bei der Herstellung von compliance. So bevorzugen ältere Patienten beispielsweise weitgehend noch die direktiv-paternalistische Behandlungsweise, an welche sie unter anderem durch langjährige Sozialisation gewöhnt wurden. Auf die unterschiedlichen Wünsche in Bezug auf eine mögliche Beteiligung weist Klemperer hin:

„Diese Untersuchung zeigt, dass der von einem Patienten bevorzugte Kommunikationsstil im Einzelfall nicht vorhersagbar ist. Es lassen sich lediglich Tendenzen oder Mehrheiten für einen direktiven Stil bzw. SDM [Shared-Decision-Making] in Gruppen mit bestimmten Merkmalen finden."

(Klemperer 2003: 25)

Trotz dieser unterschiedlichen Patientenansichten gibt es in der Wissenschaft seit einigen Jahren eine breite Zustimmung zum kooperativen Modell. Ebenfalls will ein Großteil der Patienten inzwischen – mehr oder minder aufgeklärt – in die Diagnose- und Therapieerstellung einbezogen werden (vgl. Scheibler 2004: 105).

Allerdings ist bei diesem gesellschaftlichen wie fachlichen Meinungswandel von der paternalistischen hin zu partnerschaftlichen Arzt-Patienten-Beziehung der Widerstand des Systems sehr auffällig. Obwohl kooperative Behandlungsmethoden inzwischen schon seit Jahrzehnten in der Forschung diskutiert und empfohlen werden, gibt es trotz neuerer Untersuchungen nur äußerst wenige Umsetzungen in die Praxis. Nach einer 1999 veröffentlichen Studie mit 1057 Arzt-Patienten-Gesprächen erfüllten nur 9 % der Allgemeinpraxen die Kriterien, die für eine informierte und gemeinsame Entscheidungsfindung als bedeutsam angesehen werden können (vgl. Klemperer 2003: 17).[50]

Ist das „therapeutische Team" (Wiese 2001: 227) also nur eine Utopie der Forschung? Können sich kooperative Methoden überhaupt gegen das jahrzehntelang praktizierte System von paternalistischer Behandlung durchsetzen? Sicherlich geht es hier nicht nur um organisatorische Konflikte, die das neue System mit sich bringt und die es mit den medizinischen Institutionen in Konflikt bringt, sondern auch um die ‚Vorherrschaft' in der Behandlung und die oben angesprochene Omnipotenz, die in Gefahr ist, verloren zu gehen. Der Arzt hat zumindest prinzipiell die Möglichkeit, den Patienten einzubeziehen (vgl. Quasthoff 1990: 79), doch muss er dies nicht auch wollen? Aus Gründen der Übersichtlichkeit kann diese These nicht weiter ausgeführt werden, aber es sei drauf verwiesen, dass die Wahl zwischen paternalistischer und kooperativer Behandlungsweise aufgrund fachlicher Überlegenheit und sprachlicher Asymmetrie fast ausschließlich beim Arzt liegt und diese Entscheidung durch

---

[50] Vgl. hierzu auch Scheibler 2004: 105.

die aufgeführten Unterschiede einen nicht zu unterschätzenden Einfluss auf den Gesprächsverlauf hat.

3.6.3. Somatische und psychosoziale Konzepte

Die zweite große Unterscheidung besteht zwischen rein somatisch-technischen („sachorientiert") und psychosozialen („personenorientiert") Behandlungsmethoden (vgl. Spranz-Fogasy 1990: 148–149). Während die Konzepte paternalistischer und kooperativer Behandlung insbesondere in den Gesprächsbereichen Diagnose und Therapie eine wichtige Rolle spielen, sind diese Ansätze überwiegend auf die Anamnese ausgerichtet.

Bei diesem methodischen Konflikt bilden die somatischen Behandlungsmethoden die historisch gewachsene Grundlage. Durch die geschichtliche Entwicklung hin zu einer objektiven und technischen Medizin wurde die Fokussierung auf den partikulär kranken Menschen zum Standard. Der Mensch wird dabei nicht als Ganzes in seinem lebensweltlichen Zusammenhang gesehen, sondern die Untersuchung ist an einzelnen Organen und deren Fehlfunktionen ausgerichtet (vgl. Lalouschek 2002b: 159). Hierbei kommt der bereits erwähnte Prozess der Institutionalisierung von Krankheit voll zum Tragen und nur die von den Emotionen befreiten Details über die Erkrankung und die entsprechenden Symptome finden Eingang in die Untersuchung und die Analyse des Arztes und werden von ihm weiterhin im Gespräch artikuliert bzw. thematisiert.

Gestützt wird dieses Konzept durch die These, dass für eine ganzheitliche Sichtung und Behandlung des Patienten gar nicht genügend Zeit vorhanden ist (vgl. Fiehler 1990: 46). Überdies werden klassischerweise die unkompliziertere Abfrage, die schnellere Informationsgewinnung und die Schaffung von Distanz zum eigenen emotionalen Schutz als Vorteile genannt (vgl. Bliesener 1993: 55). Gerade letzterer Grund führte zur Schaffung der schon erwähnten „affektiven Neutralität" (Lalouschek 2002a: 25). Dass dieses Verhalten nicht nur dem Arzt Schwierigkeiten bereitet, der damit einem innerlichen Kampf Mitgefühl gegen Verhaltenskodex ausgesetzt ist, sondern auch beim Patienten einen negativen, kalten und oft arroganten Eindruck hinterlässt, liegt auf der Hand. Dieses Missverhältnis ist in einer hausärztlichen Praxis nicht so stark ausgeprägt wie in einem Krankenhaus, aber ebenfalls hier kann solch ein Verhalten zu Störungen in der Arzt-Patienten-Beziehung und der Kommunikation führen, wenn der Wunsch des Patienten nach Anteilnahme mit der ärztlichen Neutralität kollidiert.

Öffentliche Kritik und Einwände von medizinischer Seite haben zunächst in der Wissenschaft zu einem Wandel geführt, der später auch in die ärztliche Praxis übernommen wurde. Grundlage für die Wichtigkeit einer ganzheitlichen Patientenwahrnehmung und deren Vermittlung im Gespräch waren unter anderem Studien, die belegt haben, dass bei fast 70 % der Krankheiten eine psychosomatische Komponente eine entscheidende Rolle spielt (vgl. Spranz-Fogasy 1990: 44). Weiterhin hat sich die Erkenntnis durchgesetzt, dass während der medizinischen Konsultation ein zentrales Kriterium gilt: „Das Problem bleibt an das leidende Subjekt gebunden." (Bliesener 1993: 53).

Indem der Arzt auf die psychischen und sozialen Belange des Patienten eingeht, kommt er somit nicht nur der wahren Natur der Krankheit auf die Spur und erhält Detailinformationen, welche durch rein somatisches Abfragen meist nicht vermittelt werden, er behandelt den Patienten auch als Menschen und weniger als Objekt. Dabei bekommt der Patient durch ständige Identifikation und Reflexion des Arztes Anerkennung für sein Leiden und seine diesbezügliche Wahrnehmung, so dass eine Zusammenarbeit zwischen Arzt und Patient viel leichter zu gestalten ist (vgl. Lalouschek 2002a: 41 ff.). Nach diesem Schema erhält der Patient in der Regel mehr Zeit seine Informationen in einem geschlossenen Lebenszusammenhang zu präsentieren und Unterbrechungen sowie einseitige Themenvorgabe vom Arzt sind unwahrscheinlicher.

Obwohl die psychosoziale Anamnese trotz eines Mehraufwandes an Zeit und nötiger sprachlicher Schulung der Ärzte von der Forschung seit Jahren schon weitestgehend als alternativlos angesehen wird, herrscht im deutschen Medizinsystem immer noch die organzentrierte, biomedizinische Sichtweise von Gesundheit und Krankheit vor (vgl. Klemperer 2003: 46).

Die Gründe mögen in der starren Struktur medizinischer Institutionen zu suchen sein (vgl. Bliesener 1993: 55), aber auch in der medizinischen Ausbildung, welche sprachliche Reflexion und alternative Kommunikationsweisen immer noch stiefmütterlich behandelt (vgl. Lalouschek 2002a: 26). Den aktuellen Stand beschreibt Klemperer folgendermaßen:

„Medizinisches Denken und Handeln ist noch immer weitgehend in das biomedizinische Paradigma eingebettet. Krankheit wird dabei als eine lokalisierbare Störung der Körperfunktion betrachtet. Zum Verständnis dieser Störung ist innerhalb dieser Sichtweise der Einbezug des psychischen und sozialen Kontexts des Patienten nicht erforderlich."

(Klemperer 2003: 8)

Erwähnenswert ist weiterhin, dass die Wahl zwischen eher somatischer oder psychosozialer Behandlung zumeist beim Arzt liegt, da sich der Patient in der Regel in die vom Arzt verwendete Ebene einklinkt (vgl. Lalouschek 2002a: 66-67). Eigeninitiativen von Patienten für eine andere Behandlungsweise sind sehr selten.

Angesichts einer vermeintlichen Überlegenheit des psychosozialen Behandlungsmodells kann hier die Frage gestellt werden, warum dies inzwischen nicht der Standard ist und warum immer noch das eher antiquierte somatische Untersuchungsverhalten die Medizin dominiert. Ein Erklärungsversuch dazu soll im nächsten Abschnitt erfolgen.

3.7. Die Verfahrenswahl – eine ärztliche Machtquelle?

Nachdem nun die vorliegenden Asymmetrien medizinischer Kommunikation und die Reaktion der Wissenschaft vorgestellt wurden, bleibt die schon angesprochene Frage, warum sich die alternativen Modelle der psychosozialen Anamnese und der kooperativen Diagnose- und Therapiefindung nicht durchgesetzt haben. Sie besitzen nicht nur ein wesentlich geringeres Konfliktpotenzial, sondern verändern auch die Gesprächsstrukturen in einem Maße, dass Ungleichheiten zwar nicht verschwinden, aber abgemildert werden. Im Gegensatz dazu werden die vorhandenen situationstypischen Asymmetrien von den älteren Konzepten und ihren sprachlichen Folgen nicht abgemildert, sondern teilweise sogar noch betont. Die Alternativmodelle sind teilweise seit Jahrzehnten in der Diskussion (vgl. Lalouschek 2002a: 17 oder Fehlenberg

1987: 27)[51], doch trotzdem konnten sie sich nur wenig durchsetzen und werden in der Lehre immer noch nicht angemessen beachtet (vgl. Lalouschek 2002a: 24). Warum ist dies der Fall?

Inzwischen kann davon ausgegangen werden, dass jedem niedergelassenen Arzt alle Modelle durch Aus- und Fortbildung weithin bekannt sind. Ich möchte im Folgenden die Theorie aufstellen, dass Teile der Behandlungskonzepte von Ärzten bewusst eingesetzt werden, um verschiedene Absichten im Gespräch durchzusetzen. Schließlich ist es für einen Arzt, der eine Untersuchung schnell und diskussionsarm durchführen möchte, mit einem somatisch-paternalistischen Ansatz leichter dieses Ziel zu erreichen, als mit einem psychosozialen kooperativen Modell, welches in der Regel wesentlich ausführlicher ist. Diese Wahl zwischen den Reinformen mag nur äußert selten der Fall sein, denn meiner Ansicht nach vermischen sich trotz zielgerichtetem Einsatz die einzelnen Elemente in Konsultationsgesprächen miteinander, so dass eher von zwei Kontinuen gesprochen werden kann, in welchen sich der Arzt mit seiner Verfahrenswahl bewegt.

In einem engagiert geführten patientenzentrierten Gespräch kann es durchaus vorkommen, dass der Arzt einige somatische oder paternalistische Elemente einfließen lässt, um den Patienten in einer für ihn gelegen kommenden Weise zu beeinflussen. Die Macht des Arztes besteht also darin, wie er mit den grundsätzlich gegebenen Asymmetrien umgeht und welchen Behandlungskonzepten er sich zuwendet. Da der Patient sich in der Konsultation größtenteils passiv verhält, was die Behandlungsmethoden angeht (vgl. Löning 1985: 46)[52], kann der Arzt fast frei zwischen ihnen wählen, um seine Ansprüche für ein Gespräch umzusetzen und die interaktive Asymmetrie nach eigenem Willen zu steuern. Treffen in der Konsultation gegensätzliche Vorstellungen zur Verfahrenswahl aufeinander, kann es je nach Patientenaktivität auch zu einem Konflikt der beiden Gesprächspartner kommen, der auf einer inhaltlich-

---

51 Seit Anfang der 70er Jahre ist dies besonders im amerikanischen Raum und seit 1972 mit ersten Studien auch in Deutschland der Fall.

52 Dieser Zwang zur Kooperation entsteht für den Patienten nicht nur aus dem Druck der Institution, sondern auch aus der Angst vor Sanktionen, die sich in einer schlechten Behandlung widerspiegeln könnten.

sprachlichen Ebene ausgetragen wird und in welchem der Arzt aufgrund der situationstypischen Asymmetrie einen klaren Vorteil hat.

Weil die Behandlungskonzepte die organisatorische und zeitliche Planung, sowie die compliance der Konsultation beeinflussen, als auch große Auswirkungen auf die sprachliche Ausgestaltung des Arzt-Patienten-Gespräches haben, besitzen sie eine doppelte Funktion. Sie stellen je nach Modell dem Arzt einerseits gewisse sprachliche Möglichkeiten zur Verfügung, die er nutzen kann, um das Gespräch in die gewünschte Richtung zu bringen. Andererseits aber sind sie auch das Ziel der sprachlichen Bestrebungen des Arztes, welcher damit die zeitlichen und strukturellen Eigenschaften der Konsultation bestimmten möchte. Inwiefern diese Doppelfunktion als Quelle und Zweck sprachlicher Erscheinungsformen von Macht das ärztliche Gespräch beeinflusst, wird nach einem kurzen Blick auf die empirische Datengrundlage die linguistische Analyse zeigen.

4. Empirische Grundlage

Die empirischen Gesprächsdaten dieser Arbeit basieren auf einem Forschungsprojekt der Universitätsklinik der Heinrich-Heine-Universität in Düsseldorf mit dem Titel „Exakte Erfassung der Behandlungsvariabilität durch dein Einsatz standardisierter Patienten – Untersuchung in Hausarztpraxen am Beispiel des Kopfschmerzes“ (Abholz / Spannaus-Sakic / Brockmann / Wilm 2003). Durch die persönliche Einbindung in dieses medizinische Forschungsthema wurde mir nicht nur die Thematik und die Rahmenbedingungen der hausärztlichen Behandlung näher gebracht und damit eine grundlegende Motivation für diese Arbeit gelegt, sondern zusätzlich stellte die Abteilung für Allgemeinmedizin der Universitätsklinik ihre Daten für die sprachliche Untersuchung zur Verfügung. Daher wird aus Gründen der Vollständigkeit das Projekt kurz vorgestellt. Anschließend werden die Auswirkungen der Untersuchungsmethoden der Studie auf die Arzt-Patienten-Interaktion beschrieben, bevor schließlich die konkrete Gesprächsauswahl kommentiert wird.

4.1. Das Projekt

Die Studie legt ihren Fokus auf die wachsende Bedeutung des Hausarztes im deutschen Gesundheitssystem, welcher zunehmend in seiner Rolle als ‚Weiche' oder Schnittstelle fungiert und die Patienten im Fall von komplizierten Erkrankungen durch die verschiedenen Stationen wie Fachärzte und Krankenhäuser hindurch begleiten soll. Zu diesem Zweck ist die Beziehung zwischen Arzt und Patient von großer Bedeutung für den weiteren Verlauf der Behandlung, deren Kosten und der Effektivität. In diesem Zusammenhang will das Projekt herausfinden, welchen Einfluss der Patient mit seinen nichtmedizinischen Merkmalen auf die Entscheidungsfindung des Arztes hat. Hierbei steht die Unterscheidung zwischen ängstlich-drängenden und neutral-akzeptierenden Patiententypen im Vordergrund, also letztlich die Frage: Wie wirkt sich das geäußerte emotionale Verhalten der Patienten zu ihrer Krankheit auf die Behandlungsweise des Arztes aus?

Als Quelle wurde – neben statistisch erhobenen Daten – auf das methodische Werkzeug der „standardisierten Patienten" (SP) zurückgegriffen, das bei konkreten Arztbesuchen zum Sammeln empirischer Daten verwendet wurde. Dabei handelte es sich um Personen, welche nicht von einer Erkrankung betroffen waren, sondern fachlich, sprachlich und psychisch geschult wurden, ein ganz bestimmtes Merkmalsbild einer Krankheit wiederzugeben. Die Verwendung solcher ‚Schauspieler' und deren ausführliche und von Medizinern betreute Schulung hatten einen wichtigen Grund:

> „Will man bewusst Einfluss nehmen auf die Interaktion, um wiederholbare und vergleichbare Untersuchungsbedingungen zu schaffen, wird aus einem Akteur ein Interventionsinstrument. Ein standardisierter Patient ist ein solches Interventionsinstrument."
>
> (Abholz / Spannaus-Sakic / Brockmann / Wilm 2003: 5)[53]

Für die Fallgeschichte, in welcher die standardisierten Patienten geschult wurden, gab es verschiedenste Anforderungen, die von praktischen bis hin zu schützenden Maßnahmen reichten.[54] Man entschied sich daher schließlich für die Erkrankung Kopfschmerz. Nach Aushängen an der Universität Düsseldorf wurden von den Bewerbern acht Studentinnen ausgewählt, welche anschließend wie oben beschrieben vorbereitet wurden.[55] Die teilnehmenden Ärzte wurden

---

53 Hierbei ist zu überlegen, ob dieses Instrument auch bei künftigen linguistischen Untersuchungen von Nutzen sein kann. Sicherlich ist ein genaues Training, um exakt gleiche Rahmenbedingungen in einem Gespräch herzustellen, nicht möglich, aber, wie in der Studie gezeigt wurde, kann durch gute Schulung zumindest eine grundlegend gleiche Kommunikationsumgebung geschaffen werden.

54 Beispielsweise durfte die gespielte Rolle des Patienten nicht leicht enttarnt werden, so dass keine Krankheiten mit optischen Erscheinungen gewählt werden konnten. Weiterhin sollten auch keine invasiven oder schmerzhaften Untersuchungen mit der Erkrankung verbunden sein, um die Darsteller zu schützen. Schließlich musste es sich aber auch um ein Krankheitsbild handeln, welches in Hausarztpraxen geläufig ist, und zudem verschiedene Ursachen haben kann.

55 Es gab verschiedene Schulungskurse mit Medizinern und anschließenden Testgesprächen. Zusätzlich gab es nach der Hälfte der Konsultationen eine

über ein mehrgliedriges Anschreibeverfahren im Großraum Düsseldorf ausgewählt und über das Projekt informiert. Bei allen Vorbereitungen stand die Erstellung vergleichbarer Rahmenbedingungen für die Konsultation im Vordergrund, um eine abweichende Behandlung durch den Arzt möglichst eindeutig auf das nichtmedizinische Patientenverhalten rückführen zu können.[56]

Hierbei erklärten zudem 42 Ärzte (79%) ihre Bereitschaft, sich während der Konsultation mit einem bei den Patientinnen versteckten MD-Recorder aufnehmen zu lassen. Trotz verschiedener auftretender Komplikationen[57] konnten schließlich 100 studiengerechte Konsultationen stattfinden und 58 auswertbare MD-Aufnahmen produziert werden. Es wurde bei der Besuchszeit der Patientinnen der Zeitraum Mai bis Juli 2002 gewählt, um einerseits die Infektzeit der Wintermonate zu umgehen und andererseits auch die Ferienzeit zu meiden. Alle Ärzte wurden von je einer ängstlich-drängenden und einer neutral-akzeptierenden Patientin besucht und anschließend von einer Mitarbeiterin der

---

methodische Auffrischung, sowie eine Fokusgruppensitzung, um bisher Erlebtes zu besprechen.

56 Hierzu gehörte nicht nur der standardisierte Patient mit dem nach den Anforderungen künstlich geschaffenen Krankheitsbild, sondern zudem auch die Tatsache, dass die Patienten alle Studenten weiblichen Geschlechts waren und ihr Alter zwischen 20 und 30 lag. Auch auf Arztseite entstand eine gewisse Auswahl, um die Interaktionsbedingungen möglichst vergleichbar zu gestalten. Die Ärzte waren demnach alle männlichen Geschlechts und im Durchschnitt ca. 49 Jahre, wobei es keine extremen Abweichungen vom Durchschnitt gab. Weiterhin handelte es sich ausschließlich um Ärzte in niedergelassenen Praxen, welche eine hausärztliche Funktion erfüllten. Die durchschnittliche Berufserfahrung der Ärzte lag bei 14 Jahren, wobei 2/3 der praktizierenden Ärzte bereits über 7 Jahre in ihrer Praxis tätig waren (Abholz / Spannaus-Sakic / Brockmann / Wilm 2003: 25). Es handelte sich also um eher ältere und erfahrenere Ärzte. Es bleibt also festzuhalten, dass neben der Standardisierung des Krankheitsbildes und deren Äußerung beim Arzt auch eine gewisse „soziale Standardisierung" bei beiden Gesprächspartnern durch eine entsprechende Auswahl getroffen wurde und somit eine bessere Vergleichbarkeit erreicht werden konnte. Diese grundlegend ähnlichen Rahmenbedingungen machen den gesamten Korpus für eine weitergehende linguistische Analyse sehr interessant.

57 Durch die unerwarteten Besuche kam es vor, dass Ärzte in Urlaub waren oder vertreten wurden. Bei den Aufnahmen gab es zahlreiche technische Schwierigkeiten, sowie aufgrund der besonderen Aufnahmesituation große Datenverluste in Folge von Störgeräuschen.

Abteilung für Allgemeinmedizin zu den Erlebnissen der Konsultationen befragt.[58]

Das Ergebnis der Studie besteht im Wesentlichen darin, dass ängstlich-drängende Patienten mehr kostenintensive Untersuchungen und Überweisungen verursachen als der neutral-akzeptierende Typ[59], auch wenn die zeitliche Dauer der Konsultation und der Behandlungsaufwand insgesamt gleich sind. Abschließend ist allerdings noch anzumerken, dass trotz aller Vorbereitungen keine vollkommen vergleichbaren Situationen hergestellt werden konnten:

> „Die Standardisierung der Patientinnentypen wird erschwert durch die subjektive Wahrnehmung verschiedener Beobachter. Jeder Hausarzt hat eine individuelle, jeweils durch eigene Persönlichkeit und eigene Erfahrungen geprägte Vorstellung von einer ‚ängstlichen' Patientin."
>
> (Abholz / Spannaus-Sakic / Brockmann / Wilm 2003: 32)

4.2. Kommunikative Konsequenzen

Die Art der Studie und die Methodenwahl wirken sich in zweierlei Weise auf das vorliegende Arzt-Patienten-Gespräch und die damit verbundene linguistische Analyse aus.

Zunächst ist die Rolle der Patientin grundlegend künstlich angelegt und kann nur mit größter Vorsicht in die Analyse mit einbezogen werden. Auch wenn die standardisierten Patientinnen ihre Rolle gut spielten und sich mit der Zeit etwas in sie einfühlten, so wurden sie doch vorher in Bezug auf ihre Krankheit, ihre Erlebniswelt und teilweise ebenfalls auf ihre sprachlichen Äußerungen hin

---

58 Hierbei wurde den Ärzten teilweise die verdeckt erstellten Aufnahmen vorgespielt oder es wurden ihnen die Notizen der Patientinnen gezeigt, welche diese unmittelbar nach der Behandlung angefertigt hatten.

59 Ängstlich-drängende Patientinnen erhielten acht Mal eine Überweisung, sechs Mal einen Rat zum Besuch eines Facharztes, sowie fünf Verweise auf eine Klinik oder Notaufnahme. Neutral-akzeptierende Patientinnen hingegen erhielten nur ein Mal eine Überweisung, ein Mal einen Vorschlag zum Besuch eines Facharztes und wurden überhaupt nicht an eine Klinik oder Notaufnahme verwiesen. (Abholz / Spannaus-Sakic / Brockmann / Wilm 2003: 28).

geschult.[60] Diese ‚Normung' führte zu einem teilweise unnatürlichen Verhalten seitens der Patientinnen, da sie nicht wirklich an einer Krankheit litten und sie aus diesem Grund auch keinen zu großen Wert auf eine bestimmte und für sie entgegen kommende Behandlungsweise (z.B. psychosozial oder kooperativ) legten bzw. dies im Gespräch vermittelten. Weiterhin mussten die standardisierten Patienten die wichtigsten Fakten der Untersuchung am Ende der Konsultation auf einem Fragebogen notieren, was zusammen mit der Tatsache, dass sie an ihre einstudierten Verhaltensweisen und ein gutes Ausspielen ihrer Rolle denken mussten, dazu führte, dass sie sich dem ärztlichen Gespräch nicht mit voller Konzentration widmen konnten. Diese hintergründige geistige Beanspruchung der Patientinnen führte dazu, dass sie einen eher passiven und reaktiven Gesprächsstil bevorzugten, da jede zusätzliche Frage oder Diskussion, welche sie als realer Patient aus Eigeninteresse möglicherweise initiiert hätten, zu einer Verlängerung der psychisch belastenden Situation geführt und für sie zudem keinen wirklichen Wert oder Nutzen gehabt hätte, da die Krankheit nicht real existent war. Die sprachlichen Auswirkungen von standardisierten Patienten in Gesprächen sind nur Hypothesen und nicht empirisch nachgewiesen, aber sie sollten bei einer Analyse des Gesprächs stets bedacht werden. Aus diesen Gründen wird den Äußerungen der Patientin in der linguistischen Analyse weniger Aufmerksamkeit gewidmet als denen des Arztes und sie werden außerdem kritischer hinterfragt, da sie wie oben angedeutet nicht authentisch, sondern künstlich sind.

Der zweite Aspekt betrifft die Frage des Beobachterparadoxons. Durch die Art der versteckten Aufnahme ist eben jenes eigentlich nicht gegeben, weil der Arzt sich eines Aufnahmegerätes nicht bewusst ist. Die Zustimmung zur Studie fand nicht unmittelbar vor den Konsultationen statt und zudem sind Kopfschmerzen eine sehr häufig auftretende Erkrankung. Daher ist eine ‚Enttarnung' im Rahmen des Arztbesuchs eher unwahrscheinlich, was sich unter anderem in der geringen Aufdeckungsquote von 2 % widerspiegelte (Abholz / Spannaus-Sakic / Brockmann / Wilm 2003: 23). Trotzdem muss die Möglichkeit hervorgehoben

[60] Hierbei handelte es sich nicht um auswendig gelernte Gesprächsbeiträge, aber das Eingangsstatement, sowie einige Nachfragen waren beispielsweise standardisiert.

werden, dass der Arzt die Patientin als dem Forschungsprojekt zugehörig identifiziert, es aber möglicherweise nicht verbal thematisiert. Er könnte daher beispielsweise aus Imagegründen eine besonders ausführliche und lehrbuchhafte Behandlung durchführen. Dies ist nur Spekulation und konnte im Verlauf der Studie nicht nachgewiesen werden, aber im Rahmen der Vollständigkeit soll hier drauf hingewiesen werden, dass eine geringe Wahrscheinlichkeit künstlicher Gesprächsbeiträge seitens des Arztes vorhanden ist und auch durch eine genaue Analyse nicht ausgeschlossen werden kann.

4.3. Die Gesprächsauswahl

Es wurde lediglich ein Gespräch für eine mikroskopische Analyse mittels Transkript ausgewählt, da weitere empirische Daten den Rahmen der Arbeit gesprengt hätten. Aus 54 möglichen Aufnahmen wurde nach verschiedenen Merkmalen ein Arzt-Patienten-Gespräch ausgewählt. Die Kriterien betrafen dabei nicht nur eine gute Verständlichkeit und Transkribierbarkeit, sondern zudem die Repräsentativität für ein durchschnittliches Arzt-Patienten-Gespräch beim Hausarzt. Das betrifft zunächst einmal die zeitliche Länge. Hier erreicht das ausgewählte Gespräch mit neun Minuten und vier Sekunden fast den errechneten Mittelwert der Studie von neun Minuten.[61] Des Weiteren sollte das Gespräch auch inhaltlich und thematisch repräsentativ sein. Die ausgewählte Aufnahme liegt zwar etwas über dem Mittel der Studie, was die Anzahl der Gesprächsthemen angeht, aber in einem Maße, das vernachlässigt werden kann.[62] Das Patientenverhalten spielte bei der Auswahl keine Rolle. Bei dem gewählten Gespräch handelt es sich um die Darstellung des ängstlich-

---

[61] Die Spannweite der Konsultationen reicht von 2 bis 45 Minuten mit einem Mittelwert von 9 Minuten. (Abholz / Spannaus-Sakic / Brockmann / Wilm 2003: 28).

[62] In der verwendeten Konsultation geht der Arzt während der Anamnese auf 10 Themen ein (u.a. Allergien oder Unverträglichkeiten, sonstige aktuelle Erkrankungen oder das sozio-psychologische Umfeld), während der Durchschnitt in der Studie bei 8,6 Themen bei einer Spannweite von 2 bis 14 pro Untersuchung beträgt. (Abholz / Spannaus-Sakic / Brockmann / Wilm 2003: 27).

drängenden Typus, der aber aufgrund des speziellen Gesprächsverlaufes nicht deutlich zur Geltung kam.

Das transkribierte Gespräch verfügt zudem über einen weiteren Vorteil, welcher sich gerade für die Analyse als sehr vorteilhaft erwies. Der Arzt in dieser Untersuchung spricht überdurchschnittlich viele Anamnesethemen an, führt eine mehrgliedrige Untersuchung am Körper der Patientin durch und erklärt ihr dabei Details der Untersuchung bzw. seines Vorgehens. Zudem beschreibt er teilweise seine Vermutungen und die daraus für ihn erwachsenen Konsequenzen. Die eigentlich recht ausführliche und in Teilen kooperative und psychosoziale Behandlung kollidiert aber mit der geringen Zeit, die er der Patientin widmet, der Hast mit welcher er die Konsultation vollzieht und mit der sprachlichen Dominanz, die er an den Tag legt. Der Arzt erklärt dies im Verlauf des Gesprächs damit, dass er noch zwei andere Kollegen vertreten müsse und das alles für ihn etwas viel wäre.[63] Dieser Konflikt mit den entsprechenden Konsequenzen für die Behandlungsweise dominiert weite Teile des Gesprächs, legt einen Einsatz sprachlicher Macht von ärztlicher Seite aus nahe und macht es für eine linguistische Analyse daher interessant.

---

[63] Siehe Transkript, Zeile 0139-0143.

5. Linguistische Analyse

5.1. Untersuchungskriterien

Wie in der Begründung der Transkriptauswahl bereits angedeutet, steht das Gespräch unter der Spannung mehrerer, im Abschnitt zur medizinischen Kommunikation vorgestellter Behandlungskonzepte. Einige Äußerungen von ärztlicher Seite implizieren, dass die Konsultation prinzipiell zu einer ausführlichen und den Patienten einbeziehenden Behandlung tendiert, also in Richtung eines kooperativen und psychosozialen Ansatzes.[64] Gleichzeitig aber steht der Arzt aufgrund der selber beschriebenen Mehrfachbelastung (0139-0143)[65] unter einem starken Zeitdruck. Hier helfen ihm paternalistische und somatische Elemente das Gespräch in seine gewünschte Richtung zu lenken, Widersprüche zu minimieren und den Patienten möglichst schnell in Bezug auf seine Krankheit zu versorgen. Um den Wechsel der Behandlungskonzepte durchzusetzen und Übergänge dazwischen zu erleichtern, nutzt der Arzt – so die These – sprachliche Machtinstrumente.

Auf den folgenden Seiten werde ich zwei Auszüge aus dem Transkript mikroskopisch analysieren und in einem anschließenden Kapitel die bereits erarbeiteten sprachlichen Dimensionen der Macht darauf beziehen. Bei den Ausschnitten handelt es sich um den Anfang der Konsultation, bestehend aus der Gesprächseröffnung und dem ersten Teil der Anamnese (0001-0053)[66] sowie

64 Für diese These sprechen einige offen artikulierte Überlegungen des Arztes bezüglich der Krankheitsursache in der laufenden Untersuchung (0084-0094), der offene Einbezug möglicher weitreichender Ängste der Patientin (0244-0262), sowie das Notieren der Handynummer für einen möglichen Notfall (0322-0325).

65 Alle folgenden Zeilenangaben beziehen sich auf das Transkript im Anhang ab Seite 196. Hier sind auch die entsprechenden Basisinformationen zu finden. Den beiden analytischen Abschnitten sind zur besseren Orientierung jeweils die entsprechenden Transkriptauszüge vorangestellt.

66 Der Arzt unterbricht die Anamnese in Zeile 0077 mit der Aufforderung an die Patientin, sich aufzusetzen. Anschließend beginnt er mit körperlichen Untersuchungen wie beispielsweise der Blutdruckmessung und dem Abtasten. Hierbei

dem ersten Therapievorschlag, welcher mit einer angedeuteten Diagnose verbunden ist (0173-0207). Um eine ausführliche Analyse durchführen zu können, ist eine Begrenzung der Transkriptanalyse auf die beiden Abschnitte unumgänglich, da eine vollständige Untersuchung im Rahmen dieser Arbeit nicht möglich ist.[67]

5.2. Gesprächseröffnung und Beginn der Anamnese

	arzt:	**patientin:**
0001	[gehend:] guten ta:g.	[*der arzt betritt das behandlungszimmer*]
0002	[schließt die tür]	hallo; (1) (2,4)
0003	waren sie schon mal hier? nee ne?	
0004	⊥	nee, war ich noch nicht.
0005	<undefinierbares lautes geräusch>	<(1,3)>
0006	erzählen sie mal von ihrer krankheit,	[räuspern]
0007		und zwa:r hab ich seit n paar tagen
0008		unerträgliche kopfschmerzen;
0009	aha. ja hm;	also wirklich schlimm, hier vorne
0010	[schnell:] beide seiten, | oder nur eine	und eh, also so kopfschmer/
0011	seite? (0,4)	
0012		also mir tut SCHON der ganze kopf weh,
0013	ja,	
0014		aber ich würde sagen, dass das vorrangig
0015		(0,3) auf der rechten
0016	ja;	

wird die Patientin jedoch weiter befragt und bis zur Verkündung der Diagnose in Verbindung mit der Therapie laufen beide Teile mit einigen Unterbrechungen nahezu parallel. Da die körperliche Untersuchung wegen fehlender Videoaufnahmen nicht beschrieben werden kann, diese aber durchaus in nicht nachvollziehbarer Weise das Gespräch beeinflusst, beziehe ich mich hier ausschließlich auf einen Teil der Anamnese, welcher ungestört von anderen Behandlungsschritten abläuft und daher ungestört analysiert werden kann.

67 Um allerdings keine Kausal- oder Kohärenzlücken zu hinterlassen, werde ich den Inhalt zwischen diesen Abschnitten jeweils kurz umreißen.

	seite ist.
ja;	
	und eh;
ist übelkeit dabei, oder dass sie nicht ins	
licht sehen können; also ne lichtscheu	
oder?	
das nicht so;	nee so wat gar nicht. also ich mein ich
(...)	[lauter:] hab manchmal das geFÜHL |,
	dass mir n bisschen übel ist vor
	schmerzen;
ja;	
	aber so richtig schlecht ist mir, (0,3)
das ist seit einer woche, (ungefähr oder	ist mir nicht.
so);	
drei tagen;	so seit eh (0,5) drei tagen würd ich sagen,
	und vorgestern nacht is et dann;
ja;	
ist das bekannt so was? vorher nie so	schlimm geworden.
kopfschmerzen gehabt?	
	doch, ich hatte schon mal vorher
	kopfschmerzen, aber andere
	kopfschmerzen.
mhm;	
	also die sind immer eher vom nacken
JA?	jekommen oder so;
ja;	
	und die jetz diesmal habe ich dat jefühl,
	dass die nich vom nacken kommen;
ja;	
können also den kopf bewegen, und,	sondern (die kommen) wo anders her.
	[gehaucht:] ja; |
also auch wenn sie liegen, auch wenn sie	
schlafen, also jetzt die nacht ist der kopf	
blei/; also sie werden auch durch die	
kopfschmerzen wach, oder morgens früh	
ist der da der kopfschmerz?	
	der ist, ja; auf jeden fall;

5.2.1. Gesprächseröffnung[68]

Zu Beginn des Arzt-Patienten-Gesprächs befindet sich die Patientin im Behandlungszimmer und erst durch den Eintritt des Arztes in diesen Raum (0001) beginnt die Gesprächssituation. Die Patientin wartet bereits eine gewisse Zeit im Raum[69] und ist in einer sitzenden oder liegenden Position, wie aus der Tatsache zu entnehmen ist, dass sie sich später für eine körperliche Untersuchung *aufsetzen* soll (0077-0078).[70] Der Arzt beginnt bereits im Gehen mit der Begrüßung der Patientin, wobei das lang gezogene *a:* (0001) wahrscheinlich auf eine routinierte Grußformel hinweist. Nach dem knappen Gegengruß der Patientin entsteht eine zu Beginn eines solchen Gespräches auffällig lange Pause von insgesamt 3,4 Sekunden, in welcher der Arzt die Türe schließt und sich in den Raum hinein bewegt. Da er zu einem späteren Zeitpunkt aufsteht, um sie zu untersuchen (0080) und zudem einen Computer in Reichweite hat (0264 ff.), ist es wahrscheinlich, dass er sich zu seinem Schreibtisch bewegt und hinsetzt. Wie aber die exakte Positionierung der Beteiligten im Raum insgesamt aussieht, kann anhand des vorliegenden Datenmaterials nicht ermittelt werden.

Nach der langen Pause stellt der Arzt der Patientin die Frage, ob sie schon einmal in seiner Sprechstunde war und formuliert zugleich seine Vermutung und damit eine mögliche Antwort der Patientin (0003: *nee ne?*). Es besteht erstens die Möglichkeit, dass er das Gespräch über die scheinbar formale Frage zunächst etwas auflockern und nicht gleich mit dem Wissenstransfer beginnen

---

68 Die Gliederung innerhalb der Analyse wurde zwecks besserer Überschaubarkeit an gesprächsanalytischen und medizinisch-inhaltlichen Gesichtspunkten ausgerichtet.

69 Die Wartezeit ist aus dem Abhören des gesamten MD-Bandes zu entnehmen gewesen. Das Tonband läuft seit die Patientin den Behandlungsraum betreten hat und das Arzt-Patienten-Gespräch selber ist nur ein Ausschnitt, der erst nach einer längeren Schweigephase beginnt.

70 Auch wenn der Begriff des Aufsetzens eine Bewegung von einer liegenden in eine sitzende Position impliziert, ist die Haltung der Patientin meiner Ansicht nach dennoch nicht zweifelsfrei zu klären, da die gesamte Gesprächseröffnung und Anamnese konventioneller Weise nicht im Liegen ausgeführt wird. Auch wenn beide Haltungen der Patientin möglich sind, wird das Sitzen auf einem Stuhl oder einer Liege für die wahrscheinlichere Hypothese gehalten, auch wenn sie nicht belegt werden kann.

möchte. Ein solches „Gelegenheitsgespräch“ (Löning 1985: 40-41) würde somit die Funktion eines abtastenden Kommunikationsaufbaus übernehmen.

Zweitens aber kann die Äußerung auch den Sinn einer rhetorischen Frage erfüllen. Der Arzt beginnt die Frage nach der Erkrankung nämlich erst, nachdem er aufgehört hat sich im Behandlungszimmer zu bewegen (0004). Das undefinierbare Geräusch (0005) könnte zudem ein Stuhl sein, auf welchen sich der Arzt setzt. Demnach wartet der Arzt also mit dem Beginn des eigentlichen medizinischen Gesprächs bis er eine kommunikative Grundhaltung gegenüber der Patientin eingenommen hat. Ein solches Verhalten entspricht im Allgemeinen den Kommunikationskonventionen, besonders innerhalb institutioneller Umgebungen. Die Anamnese noch in der Bewegung zu beginnen, wäre wahrscheinlich als ungewöhnlich oder unhöflich aufgefallen. Somit könnte die eingeschobene Frage ebenso ein Mittel sein, um die Zeit zu überbrücken, die er braucht, um seinen Platz einzunehmen, und um zu verhindern, dass die ohnehin schon lange Gesprächspause weiter verlängert wird.

Unterstützt wird die zweite Hypothese dadurch, dass in nahezu allen niedergelassenen Praxen im Rahmen der organisatorischen Anmeldung festgestellt wird, ob ein Patient schon bekannt ist. Die Information wird dem Arzt dann in Form einer Akte zugänglich gemacht, damit er den Patienten entsprechend einordnen und seine medizinische Vorgeschichte sichten kann. Somit tendiere ich zu der Annahme, dass die Frage einschließlich der suggestiven Nachfrage lediglich der Zeitüberbrückung bis zum Anamnesebeginn dient. Zusätzlich impliziert diese Äußerung aber auch, dass er sich noch nicht um die organisatorischen Belange der Patientin gekümmert hat und eine (sprachliche) Leistung von ihr einfordert, welche er selber hätte erbringen können. Da zudem keine höfliche Floskel die Gesprächseröffnung begleitet (z.B.: ‚Wie geht es Ihnen?‘), kann beim Gegenüber der Eindruck von einem gewissen Desinteresse oder einer geringen Wertschätzung erweckt werden. Ob solch eine Vermittlung zu diesem Zeitpunkt des Gespräches beabsichtigt ist, mag bezweifelt werden, aber in den wenigen Worten wird nicht der Grundstein für eine gute Arzt-Patienten-Beziehung und deren Kommunikation gelegt.

Von Patientenseite kommt während der längeren Pause zu Gesprächsbeginn keine Eingabe, da dies ebenfalls zur Konvention des medizinischen Settings gehört. Der Arzt eröffnet, wie im theoretischen Teil bereits ausgeführt, das Gespräch und die Patientin wartet darauf, dass er dies tut. Auch nach der knappen Antwort auf die Frage (0004) schweigt sie weiterhin, um damit dem Arzt den turn zurückzugeben und auf eine ‚gewohnte' institutionelle Gesprächseröffnung zu warten. Es folgt eine weitere Pause von 1,3 Sekunden, in welcher die Verteilung des Rederechts nicht weiter geklärt ist. Schließlich setzen beide Seiten ein, um die möglicherweise unangenehme Pause zu beenden. Das Räuspern der Patientin (0006) könnte nach ihrer kurzen Antwort und der anschließenden Pause ein zusätzlicher Hinweis darauf sein, dass sie bereit ist, sich sprachlich zu äußern und auf eine formelle Eröffnung des eigentlichen Gespräches durch den Arzt wartet. Aus Gründen vermuteter Unsicherheit und durch konventionellen Druck thematisiert sie dies aber nicht direkt sprachlich, sondern bringt es lediglich durch das Räuspern zum Ausdruck. Die lautliche Produktion startet dabei parallel mit der ärztlichen Frage nach der Krankheit, die das kommunikative Vorfeld beendet und damit das eigentliche Gespräch eröffnet.

5.2.2. Eingangsäußerung der Patientin

Ohne nach dem Zustand der Patientin zu fragen, welches normativ betrachtet zum Rahmen einer höflichen Einleitung gehören würde, fragt der Arzt direkt nach der Beschreibung einer vorhandenen Krankheit. Er lässt dabei außer Acht, dass ein Arztbesuch auch einen anderen Grund haben kann als ein konkretes körperliches Leiden (z. B. ein allgemeiner Check-up oder eine gesundheitliche Beratung). Des Weiteren ähnelt diese Aufforderung fast schon einem Imperativ und nur die Verwendung von *sie* und *ihnen* gibt der Äußerung einen eher formal-höflichen Klang. Durch die Verwendung des Abtönungspartikels *mal* wird dem Ganzen zudem der Eindruck von etwas Beiläufigem gegeben und die Aufforderung und das damit verbundene Interesse an ihrem Leiden abgeschwächt.

Die von der Patientin nun folgende Antwort ist bis auf *und zwa:r* eine feste Phrase, welche im Rahmen des Forschungsprojektes eingeübt wurde und in dieser Form mit nur sehr minimalen Abänderungen bei allen standardisierten Patientinnen in den verschiedenen Aufzeichnungen zu finden ist. In Zeile 0009 setzt der Arzt mit auffällig gehäuften und schnell vorgetragenen Hörrückmeldungen (*aha. Ja hm;*) ein. Die Hörrückmeldungen können, wie im Kapitel zur medizinischen Kommunikation beschrieben, zwei Bedeutungen haben. Einerseits kann dies eine continuer-Funktion (vgl. Ten Have 1990:104) sein, also eine Aufforderung weiter zu erzählen und mehr Informationen zu vermitteln. Andererseits können die Hörrückmeldungen aber auch durch ihre Häufung der Patientin einen Abbruch des turns nahe legen und einen eigenen turn womöglich im Rahmen eines overlaps vorbereiten. Welche Funktion die Hörrückmeldungen hier haben, kann nicht mit Sicherheit gesagt werden, allerdings legt ihre Häufigkeit, das Sprechtempo und die abfallende Intonation nahe, dass sie eher zur Eindämmung der Patientinnenäußerung dienen sollen. Die Patientin verfällt während ihres turns durch die Äußerung des Arztes vermutlich in Unsicherheit und beginnt in Zeile 0010 mit Korrektur- und Reparaturmaßnahmen, worauf das nichtlexikalische Verzögerungssignal *eh* und der darauf folgende Neubeginn einer Äußerung hinweisen. In dem Kontext hat das Wort *also* meiner Ansicht nach eine zweifache Funktion. Als Adverb soll es das nun zu Äußernde mit dem vorher Gesagten verbinden und den Gedankengang nach der Unterbrechung fortsetzen, wie es bereits in Zeile 0009 geschehen ist. Zudem aber soll es neben *eh* und *so* der Patientin auch weiteren zeitlichen Raum zur Formulierung verschaffen. Sie ist wahrscheinlich bemüht die gelernte Gesprächsphrase zur Kopfschmerzbeschreibung[71], welche sie bereits in Zeile 0007 begonnen hat, in Erinnerung zu rufen und weiter auszuführen.

Doch auch der neue Ansatz der Patientin ihre Kopfschmerzen näher zu beschreiben, findet ein schnelles Ende. Der Arzt übernimmt in Zeile 10 den turn und damit direkt in den Reparaturbemühungen der Patientin. Ob das Verhalten eine bewusst aggressive Unterbrechung oder der gescheiterte Versuch eines overlaps ist, kann nicht genau gesagt werden. Einerseits kann der Arzt die Reformulierungsversuche der Patientin ebenso gut als Versuch ansehen, den

---

[71] Details zur Krankheitsbeschreibung und einige feste Äußerungsphrasen sind in der Studie vorgegeben (Abholz 2003: 43).

turn mittels Partikelanhäufung zu beenden und damit einen turn-Wechsel zu initiieren. Daher könnte er darin bemüht sein, mittels eines eigenen Gesprächsbeitrages einen overlap zu erzeugen. Dieser soll schließlich dazu führen, dass er das Rederecht erhält, während die Patientin ihren Beitrag auslaufen lassen kann. Andererseits kann er die Reparaturversuche aber auch durchaus als solche wahrnehmen, und versuchen die sprachliche Planungsphase der Patientin, welche diese mit Partikeleinsatz überbrücken möchte, auszunutzen, um den turn zu übernehmen. Die zweite Hypothese wird dadurch gestützt, dass die Aussage des Arztes relativ schnell vorgetragen wird. Würde der Arzt versuchen, mittels eines overlaps den turn zu übernehmen, während die Patientin ihren Beitrag mittels einer verbalen ‚Pufferzone' auslaufen lässt, wäre ein auffällig anderes Sprechtempo nicht nötig. So wird zusätzlich der Eindruck erweckt, dass hier bewusst die Korrektur- bzw. Formulierungsphase der Patientin ausgenutzt wird, um mit einem eingeschobenem Beitrag, welcher schnell als rechtmäßiger turn etabliert werden soll, das Rederecht zu erhalten.

Ein weiteres Argument für diese These ist in den vorherrschenden medizinisch-institutionellen Konventionen zu finden. Es ist üblich, dass sich ein Patient – gerade zu Beginn einer Konsultation – detaillierter äußert und sein Leiden in einen körperlichen und soziopsychologischen Zusammenhang stellen möchte. Aus bereits beschriebenen Gründen befürchten Ärzte meist eine unkontrollierbare und den Rahmen der Konsultation sprengende Sprachproduktion des Patienten und versuchen diese einzudämmen. Für medizinische Konsultationen insgesamt liegt die Eingangsredezeit des Patienten bis zur Unterbrechung durch den Arzt je nach Krankheit und Projektzusammenhang im Mittel bei 11 bis 24 Sekunden (vgl. Wilm 2004: 53). Somit ist eine Unterbrechung durch den Arzt innerhalb dieses frühen Gesprächsabschnitts prinzipiell nichts besonderes, auch wenn der Arzt die Ausführungen der Patientin im Fallbeispiel bereits nach 5,6 Sekunden unterbricht und damit im Vergleich zum medizinischen Usus den sprachlichen Einschub überraschend früh platziert.

Bis der Arzt allerdings die Reformulierungsversuche als Chance für eine turn-Übernahme verstanden hat, hat die Patientin ihre sprachliche Planungsphase abgeschlossen. Somit beginnt der Arzt seinen turn genau dann, als die Patientin sich mit dem Substantiv *kopfschmer/* gerade wieder äußern und ihren turn inhaltlich fortsetzen möchte. Auch wenn der Arzt das parallele Einsetzen mit der Patientin und damit die Simultanphase nicht vorhersehen kann, hält er an seiner Äußerung fest und beendet seine sprachliche Produktion nicht zu Gunsten der Patientin. Durch diese verschiedenen Gründe, kann der erste overlap mit turn-Übernahme mittels Selbstwahl durch den Arzt meiner Ansicht nach als bewusste Unterbrechung angesehen werden.

5.2.3. Anamnesebeginn

Diese aggressive Art des kommunikativen Vorgehens wurde im Zusammenhang mit dem Forschungsprojekt häufiger nachgewiesen und Stefan Wilm begründet dies mit Präzisierungsversuchen der Ärzte: „Sie versuchten, einen Aspekt, den die Patientin berichtet hatte zu vertiefen, oft ging es um den zeitlichen Verlauf und die Häufigkeit in der Vorgeschichte, seltener um die Lokalisation." (Wilm 2004:55). Die Argumentation trifft hier zu, denn der Arzt bezieht sich auf die von der Patientin geäußerte Lokalisation des Schmerzes (0009: *hier vorne*) und möchte die Information präzisieren. Damit greift er das von der Patientin eingeleitete Thema ‚Differenzierte Beschreibung des Kopfschmerzes' auf und will es konkretisieren, auch wenn die Patientin möglicherweise erst andere Details oder Themenbereiche ansprechen möchte. Dadurch zeigt sich, dass die Themenkontrolle zu Beginn der Konversation noch bei der Patientin liegt. Der Arzt kennt das Leiden der Patientin nicht und kann somit zunächst keine thematische Strukturierung vornehmen. Sobald aber die erste Krankheitsbeschreibung (0008: *unerträgliche Kopfschmerzen*) erfolgt ist, beginnt er mit einer thematischen Analyse im Rahmen eines Anamneseschemas. Daher ist diese Unterbrechung im Sinne des Arztes und einer ausführlichen Anamnese mit einem detaillierten Ausschöpfen des von der Patientin eingebrachten Themas (Lokalisation des Kopfschmerzes) zu rechtfertigen. Dass dabei allerdings der Eingangsturn der Patientin zeitlich wie inhaltlich stark beschnitten wird und die Themenvorgabe des Anamneseschemas bereits als Leitfaden auf die Konversation übertragen wird, zeigt die starke Dominanz des Arztes bezüglich der Themenstruktur.

Die Unterbrechung scheint in den Augen der Patientin dermaßen aggressiv zu sein, dass sie nicht nur ihren turn, sondern sogar mitten im Wort abbricht (0010:

Kopfschmer/). Die Patientin scheut vermutlich einen kommunikativen Konflikt um das Rederecht bzw. einen längeren overlap und bricht ab, damit der overlap zugunsten der turn-Übernahme des Arztes beendet wird. Der sprachliche Abbruch mag auch darin begründet sein, dass die Patientin im Begriff war, einen in der Schulung erlernten Gesprächsbeitrag zu äußern. Wie aus anderen Konsultationsaufnahmen zu ersehen ist, kommt an dieser Stelle der Kopfschmerzbeschreibung stets der Hinweis auf die Außergewöhnlichkeit der Kopfschmerzen, welche so nicht bekannt sind.[72] Die Äußerung des Arztes mag daher für die Patientin besonders störend wirken, da sie in der Artikulation einer gelernten Gesprächsphrase unterbrochen wird und eine spontane Reaktion innerhalb des festen Sprachschemas nur schwer umzusetzen ist. Zusätzlich spielt wahrscheinlich die Tatsache eine Rolle, dass der Arzt die Patientin mit seinen vorher geäußerten Hörrückmeldungen bereits in Unsicherheit und unter einen kommunikativen Druck gesetzt hat. Die aufgeführten Faktoren führen unter anderem dazu, dass nach der in den Zeilen 0010-0011 geäußerten Frage des Arztes eine Pause entsteht, bis die Patientin schließlich in Zeile 0012 antwortet. Die 0,4 Sekunden lange Gesprächspause mag nicht nur in einer Formulierungspause der Patientin begründet sein, sondern wahrscheinlich auch in einer Realisation der veränderten Gesprächsstruktur, die sich innerhalb von zwei turn-Wechseln von einer offenen Eingangsäußerung zu einem starren Frage-Antwort-Schema im Rahmen der Anamnese gewandelt hat.

5.2.4. Schmerzlokalisation

Die Patientin leitet ihre Antwort in Zeile 0012 mit dem Kausaladverb *also* ein, was verschiedene Funktionen übernehmen könnte. Einerseits stellt es – wie bereits vorher von der Patientin genutzt – im Rahmen eines Konjunktionaladverbials[73] eine inhaltliche Verbindung zur vorherigen Äußerung her und könnte damit womöglich ebenso den Wunsch einer einheitlichen Informations-

[72] Meist wird dies mit leichten Abwandlungen in folgenden Worten geäußert: „und so Kopfschmerzen kenn ich gar nicht“. Im aktuellen Gespräch erfolgt der Hinweis darauf erst in Zeile 0036-0038.

[73] Der Vollständigkeit halber soll darauf hingewiesen werden, dass eine genaue Definition des Konjunktionaladverbials nur schwierig vorzunehmen und in der Forschung überdies umstritten ist (Altmann 1999: 90).

übermittlung, wie sie in einem Eingangsturn von Patientenseite zu Beginn der Konsultation die Regel sein sollte, vermitteln.

Zusätzlich könnte *also* wie in Zeile 0010 einen neuen Informationsabschnitt einleiten und so neben der inhaltlichen Verknüpfung eine formal-sprachliche Verbindung zur vorherigen Äußerung darstellen. Indem sie hier mit dem gleichen Wort beginnt, könnte sie auf diese Weise auf die sprachliche Unterbrechung hinweisen, die kurz nach dem Einsatz von *also* in Zeile 0009 stattgefunden hat, und damit neben der inhaltlichen Verknüpfung auch eine Weiterführung ihres turns demonstrieren, welchen der Arzt vorher mit seiner Unterbrechung gestört hat.

Unterstützung erfährt die These durch die deutliche Betonung des Wortes *SCHON* in Zeile 0012, welche zusätzlich auf ihr vorher verhindertes Rederecht hinweisen könnte. Der auffällig prosodische Einsatz soll meiner Ansicht nach darauf hinweisen, dass die Patientin im Besitz des Rederechts ist und das sprachlich deutlich machen möchte. Gemeinsam mit der steigenden Intonation zum Ende der Zeile hin, kann die Betonung zudem darauf aufmerksam machen, dass die Patientin noch weitere Informationen äußern möchte. Allerdings muss noch auf den Aspekt hingewiesen werden, dass *also* ein gern genutztes Gliederungssignal der Patientin sein kann und die Betonung des Wortes *SCHON* lediglich das für die Patientin wichtige Faktum der Schmerzlokalisation betonen soll. Da die standardisierte Patientin aber nicht unter wirklichen Schmerzen leidet, halte ich diese These für eher unwahrscheinlich und tendiere zur ersten Erklärungshypothese.

In Zeile 0013 und damit noch im turn der Patientin setzt der Arzt bereits erneut eine Hörrückmeldung. Das *ja* mit steigender Betonung hat hier wahrscheinlich eine continuer-Funktion. Es soll die Patientin in ihrer Informationsäußerung bestärken, könnte aber mit seinem fordernden und erwartungsvollen Charakter auch einen kommunikativen Druck aufbauen. Die Patientin erzählt ungeachtet dessen weiter, wobei die kleine Pause in 0015 auffällig ist. Es ist zu vermuten, dass sie unter Rückgriff auf die in der Schulung vermittelten Daten ihre Formulierung vorbereitet. Da der Schmerz nicht wirklich existent ist und somit die Frage nicht spontan beantwortet werden kann, muss sie auf ihre Erinnerung zurückgreifen, um gelerntes Wissen abzufragen und es schließlich in angemessener Weise zu verbalisieren. Dies könnte der Grund für die recht ungewöhnliche Sprachpause sein.

Die nächste Hörrückmeldung des Arztes erscheint nach wenigen weiteren Worten der Patientin und damit erneut nach überraschend kurzer Zeit. Weiterhin ist sie in einer zusammenhängenden Äußerung platziert und nicht in einer prosodisch-syntaktisch begründeten Atempause. Das weist zusammen mit der abfallenden Intonation womöglich darauf hin, dass der Arzt alle für ihn wichtigen Informationen erhalten hat und einen Abschluss ihres turns wünscht. Schließlich hat die Patientin zu dem Zeitpunkt mit dem Wort *rechten* in Zeile 0015 bereits das wichtige Kriterium der Halbseitigkeit des Schmerzes, auf welches der Arzt angespielt hat, genannt.[74] Gestützt wird die These in Zeile 0018 und 0019, als die Patientin ihre Ausführung zunächst beendet und eine erneute Hörrückmeldung mit ebenfalls fallender Intonation vom Arzt gesetzt wird. Die ungewohnt hohe Frequenz der Hörersignale mit ihrer fast schon unterbrechenden Funktion soll meiner Ansicht nach veranschaulichen, dass der Arzt nun im Besitz aller gewünschten Informationen ist und mit einem anderen Aspekt der Anamnese fortfahren möchte. Neben der oben analysierten ersten Unterbrechung, zeigt sich hier deutlich das Muster der institutionellen Wahrnehmung von Krankheit und deren System der Fragmentierung, welches bereits im Kapitel 3.3.1.1.4. zur medizinischen Kommunikation angesprochen wurde. Sobald der Arzt die für ihn wichtige Information im Rahmen der Anamnese erhalten hat, beendet er für sich den Themenbereich ohne darauf zu achten, ob die Patientin nicht womöglich noch andere für sie wichtige Inhalte übermitteln möchte.

Genau dies möchte die Patientin aber offenbar, da sie in Zeile 0019 mit der Konjunktion *und* anzeigt, dass sie ihren turn aufrecht erhalten möchte. Das Verzögerungssignal *eh* könnte darauf hinweisen, dass die Patientin durch die Hörrückmeldungen des Arztes bereits unter Druck geraten und unsicher geworden ist. Dadurch in ihrer Konzentration und in ihrer Formulierung gestört,

---

[74] Dieses Kriterium ist wichtig für eine mögliche Migräne und daher in der Anamnese zum Thema Kopfschmerz fest verankert. Die Nennung der Halbseitigkeit war zudem eine in der Schulung vermittelte Information, welche die standardisierten Patienten in ihrer Schmerzbeschreibung äußern sollten.

versucht sie mit *eh* wahrscheinlich Zeit für eine gedankliche Planungsphase zu gewinnen. Das hat jedoch keinen Erfolg, da der Arzt ihre Verzögerungssignal wie bereits in Zeile 0010 als Gelegenheit nutzt, durch Selbstwahl den turn zu übernehmen.

5.2.5. Migränemerkmale

Bei seiner Äußerung geht der Arzt – das ist ein bereits angesprochenes und häufig auftretendes Merkmal ärztlicher Kommunikation – mit keinem Wort auf die bisherige Antwort der Patientin ein, sondern stellt direkt eine weitere Frage. Diese behandelt nicht nur ein völliges anderes Symptom als die bisher behandelte Schmerzlokalisation, sondern darüber hinaus zwei völlig neue Themenkomplexe, die zudem scheinbar inhaltlich nicht miteinander verbunden sind: Mögliche Übelkeit sowie Lichtempfindlichkeit. Die neu eingeführten Detailthemen ergeben in der ärztlichen Abfrage durchaus einen Sinn, da neben halbseitigem Kopfschmerz auch Lichtscheu und Übelkeit Merkmale für Migräne sein können. Somit zeigt sich hier exemplarisch eine weitere Eigenschaft ärztlicher Gesprächsführung:

> „Einige der frühen Unterbrechungen zeigten, wie schnell sich der Hausarzt beim Zuhören und Nachfragen durch (differenzial)diagnostische Überlegungen (sein eigenes Krankheitskonzept [...]) und nicht durch die Patientenerzählung leiten ließ [...]"
>
> (Wilm 2004: 55)

Der Arzt folgt direkt der für ihn wahrscheinlichsten Diagnosemöglichkeit und versucht seine Hypothese durch gezielte Fragen zu untermauern ohne dabei auf die weiteren Eingaben von Patientinnenseite zu achten, die damit nicht in Verbindung stehen. Für die Patientin jedoch, die die Diagnosezusammenhänge im Rahmen der Befragung in der Regel nicht kennt, ergibt sich damit ein zusammenhangsloser und unverständlicher Themenwechsel. Dieser hart wirkende inhaltliche Bruch spiegelt sich womöglich auch sprachlich in der weiteren Formulierung des Arztes wieder. Statt die beiden Fragekriterien *übelkeit* und *lichtscheu* einfach aufzuzählen, greift er das zweite Kriterium der Lichtscheue auf und präzisiert es in Zeile 0021 in einer laiensprachlichen Ausdrucksweise. Es lässt sich die These vertreten, dass der Arzt, um den harten Themenwechsel und die Anführung von gleich zwei neuen Anamnesekriterien zu überbrücken, der Patientin zusätzliche gedankliche Planungs- und Formulierungszeit einräumen will, indem er seinen turn weiter Aufrecht erhält und zudem das Detailthema in einer leicht verständlichen Ausdrucksweise umschreibt.

Weiterhin besteht aber ebenso die Möglichkeit, dass der Arzt, nachdem er relativ überraschend den turn von der Patientin übernommen hat, durch eine längere Formulierung sein Rederecht stärker demonstrieren und für die weitere Kommunikation verankern möchte. Dies würde sich auch in der Verwendung des Fragepartikels *oder?* am Ende der Erläuterung zeigen, weil dadurch nicht nur eine Fremdwahl der Patientin im Rahmen der Frage durchgeführt, sondern zudem das vom Arzt gewünschte Rollenverhalten innerhalb des Frage-Antwort-Schemas der Anamnese betont wird. Denn die Frage fordert zwar eine Antwort der Patientin ein, bestätigt damit aber gleichzeitig die Rolle des Arztes als ‚Fragensteller' und als Verteiler des Rederechtes für künftige turn-Wechsel. Zusätzlich fällt der Suggestivcharakter der Frageformulierung durch *oder?* auf. Hierbei liegt es nahe, dass der Arzt, welcher bereits durch die Halbseitigkeit des Kopfschmerzes auf eine diagnostische ‚Spur' gekommen ist, diese, wie oben beschrieben, weiter verfolgt und sich die Hoffnung auf eine passgenaue Antwort in der suggestiven Wirkung der Frage niederschlägt. Dass dadurch auch der Druck auf die Patientin erhöht wird, eine entsprechende Antwort zu geben, liegt auf der Hand, aber ob diese Wirkung absichtlich und bewusst vom Arzt gewollt ist, kann hier nur sehr vorsichtig vermutet werden.

Die Antwort der Patientin (0023) fällt in einer ungewöhnlich dialektal-umgangssprachlichen Weise aus. Das ist zum einen in Ansätzen an der Kurzverneinung *nee* zu erkennen und im Besonderen am dialektal gefärbten *wat*. Dies kann unter anderem daran liegen, dass die Patientin später in ihrem turn (0024) auf Emotionen (*habe manchmal das geFÜHL*) und subjektive Empfindungen (*ich mein*) eingeht und damit Näheres aus ihrem Privatraum und ihrer Gedankenwelt berichtet, was normalerweise eine umgangssprachliche und informelle Redeweise zur Folge hat. Allerdings ist die Schlussfolgerung in diesem Zusammenhang fragwürdig, da die standardisierte Patientin nicht von ihrem realen Gefühlserleben berichtet, sondern auch hier wieder auf erlerntes Wissen zurückgreift. Indes kann es trotzdem ein gewohntes Verhalten der

Patientin sein, bei Gesprächen über Gefühle – seien diese vorgetäuscht oder real – in ein weniger distanziertes Redeverhalten überzugehen.

Die wesentlich auffälligeren Aspekte des turns sind jedoch zwei parallel vom Arzt geäußerte Aussagen, welche schließlich zu einem ‚Kampf' beider Gesprächspartner um das Rederecht führen. Schon kurz nach der Verneinung der Frage von Patientinnenseite mittels *nee* fällt der Arzt ihr ins Wort und es kommt zu einer kürzeren Simultanpassage (0023). Obwohl es sich dabei um keine klassische Hörrückmeldung handelt, kann die Äußerung von Arztseite meiner Ansicht nach auch nicht als Versuch einer turn-Übernahme oder Eingabe einer relevanten Information klassifiziert werden. Da er eine bereits geäußerte Information wiederholt und seine Aussage zudem mit fallender Intonation versieht, ist trotz einer längeren Eingabe mit großer Wahrscheinlichkeit keine Unterbrechung vorgesehen. Es liegt näher, dass es sich im Rahmen der Beurteilung der Anamnesekriterien um einen versprachlichten inneren Monolog handelt, welcher den Gedankengang des Arztes begleitet. Da nämlich mögliche Lichtscheue und Übelkeit von der Patientin verneint wurde, wird für den Arzt in dem Moment die Diagnose Migräne unwahrscheinlicher.

Dieses Fazit scheint der Arzt gedanklich zu ziehen und daher befürworte ich die Hypothese, dass er in diesem Zusammenhang die wichtige Patientinnenäußerung für sich in Monologform wiederholt. Folgt man dieser Ansicht, scheint der Arzt abermals den Ausführungen der Patientin keine große Aufmerksamkeit zu schenken. Er macht sich über den weiteren Verlauf der Anamnese Gedanken und zieht entsprechende Schlüsse, was sicherlich normal für eine hintergründig ablaufende Diagnoseerstellung innerhalb einer Arzt-Patienten-Interaktion ist. Das weist aber auch darauf hin, dass die weiteren Ausführungen der Patientin für ihn in diesem Moment keine große Rolle spielen, da er die für ihn wesentlichen Informationen erhalten hat.

Der Arzt geht aber noch einen Schritt weiter und versprachlicht seine Gedanken direkt in der Äußerung der Gesprächpartnerin und macht damit der Patientin seine Sicht zugänglich. Sein Desinteresse an weiteren Informationen und die Zurschaustellung eigener Gedankengänge während des turns einer anderen Person sind nicht nur nach allgemeinensprachlichen Konventionen als unhöflich einzustufen, sondern sie vermitteln der Patientin zugleich auf sehr plakative

Weise, dass weitere Ausführungen anscheinend nicht erwünscht sind. Diese Tatsache zeigt sich anschließend auch in Zeile 0024, als nach Ende der Simultanpassage und einigen weiteren Worten der Patientin ein regelrechter ‚Kampf ums Rederecht' ausbricht.

Der Arzt versucht nach seiner gedanklichen Restrukturierungsphase den turn von der Patientin zu übernehmen, vermutlich um eine neue Frage zu stellen und die Anamnese damit fortzusetzen. In der Zeit zwischen dem Monolog des Arztes und seinem Unterbrechungsversuch in Zeile 0024 kann die Patientin in ihrem turn drei weitere Worte ungestört äußern. Das bestärkt sie möglicherweise darin, dass sie eine mögliche Unterbrechung des Arztes in Zeile 0023 abwehren konnte oder es sich nur um eine Art verlängerte Hörrückmeldung gehandelt hat und sie ihre Äußerung nun fortsetzen kann. Damit wäre erklärt, warum sie schließlich auf den Sprechbeginn des Arztes so überraschend aggressiv reagiert. Die Patientin wird nicht nur lauter, als der Arzt zu sprechen beginnt, und versucht damit ihr Rederecht durchzusetzen, sondern sie unterstreicht diesen Anspruch gegen Ende der zweiten Simultanphase zusätzlich mit der Betonung des Wortes *geFÜHL*. Theoretisch könnte die Betonung auch mit der vorher angesprochenen umgangssprachlichen Redeweise zu tun haben und eine bewusst gesetzte Bestärkung der Subjektivität der Information sein, aber im Zusammenhang mit ihrem auffälligen Einsatz für das Rederecht scheint die erste Hypothese wahrscheinlicher zu sein. Die aggressive Haltung der Patientin in der Simultanpassage könnte nicht nur durch den vermeintlich gewonnenen ersten Konflikt in Zeile 0023 und die dadurch gewonnen Entschlossenheit begründet sein, sondern zudem auf dem Rollenverständnis der Patientin basieren. Eventuell will sie ihre Rolle im Gespräch in diesem Präzedenzfall auch nachhaltig stärken und möchte daher mit Nachdruck darauf hinweisen, dass sie ihr Rederecht ungestört in Anspruch nehmen möchte, welches vorher bereits vom Arzt mittels Unterbrechung (0010) und vermehrten Hörrückmeldungen beschnitten worden ist.

Dass die Patientin zeitgleich ihre Lautstärke erhöht, während der Arzt zu sprechen beginnt, mag daran liegen, dass die Patientin bereits durch die Äußerung des Arztes in Zeile 0023 vorgewarnt ist und zudem am nonverbalen Verhalten des Arztes eine innere Planungsphase und den Beginn einer eigenen

Äußerung erkennen konnte. Der Arzt scheint von der Durchsetzungsstärke der Patientin im Kampf um den turn so überrascht zu sein, dass sein Gesprächsbeitrag nicht nur neben dem lauten Beitrag der Patientin völlig unhörbar ist, sondern dass er ihn außerdem schnell zu Gunsten der Patientin abbricht. Einen Konflikt von seiner Seite her mit beispielsweise ebenfalls erhöhter Lautstärke scheut er an der dieser Stelle.

Nachdem die Patientin durch eine steigende Intonation vermittelt hat, dass sie noch weiter reden möchte und das Ende der Arztäußerung vermutlich bis zu ihrer syntaktisch begründeten Atempause (,) erkannt hat, redet sie sofort in einem normalen Tonfall weiter und bringt ihren turn bis Zeile 0026 wahrscheinlich relativ planmäßig zu Ende. Sie senkt die Lautstärke sofort wieder auf Normalniveau ab und bringt keine weiteren Betonungen zum Einsatz. Es scheint als wolle die Patientin keine weiteren sprachlichen Mittel mehr anwenden, um auf ihr Rederecht oder den vorher gewonnenen ‚Kampf' zu verweisen. Dieses Verhalten könnte auf das hier vorherrschende Rollenverhältnis hinweisen. Die Patientin ist sich durchaus bewusst, dass sie dem Arzt gegenüber eine überraschend aggressive Haltung gezeigt und ihm, der eigentlich in seiner Rolle das Gespräch leiten sollte, die Übernahme des turns versagt hat. Somit könnte der normale Gesprächsstil, in welchem die Patientin fortfährt, als eher deeskalierendes Mittel verstanden werden, das den entstandenen Konflikt nicht weiter betonen soll.

In Zeile 0027 äußert der Arzt eine weitere Hörrückmeldung mit fallender Intonation, welche damit überraschend früh nach dem vorhergehenden kommunikativen Konflikt platziert ist. Diesmal befindet sie sich nach einer syntaktisch begründeten Atempause der Patientin und könnte damit neben der üblichen Aufmerksamkeitsmarkierung die Funktion eines Tests haben, ob die Patientin mit ihrem turn nun zu einem Ende gekommen ist. Wie bereits vorher gesehen, kann sie gleichzeitig auch verwendet werden, um zu demonstrieren, dass die nötige Information nun erhalten wurde und ein Ende ihres turns gewünscht wird. Welche Funktion die Hörrückmeldung genau hat, kann aufgrund des vorher liegenden Geschehens nicht mit Eindeutigkeit gesagt werden. Die Patientin jedenfalls fährt nach der Atempause mit ihrem turn fort und führt ihren Gedankengang weiter aus.

Die Patientin unterbricht sich gegen Ende von Zeile 0028 selber mit einer Gesprächspause an einer ungewöhnlichen Stelle. Diese könnte in einer gedanklichen Planungsphase begründet sein. Sie ist sich eventuell bewusst, dass sie den turn noch inne und nach dem vorher gewonnen Konflikt jetzt die Gelegenheit hat, zu sagen, was ihr wichtig ist bzw. was sie anhand ihrer Schulung für wichtig erachtet. Denn zu ihrer Aufgabe als standardisierte Patientin gehört es, alle für den Arzt wichtigen Informationen zu übermitteln, damit seine Behandlung auch innerhalb vergleichbarer Rahmenbedingungen exakt in der Studie erfasst werden kann. Daher schätze ich die Redepause in ihrer Aussage als Strukturierungsphase ein, in welcher sie gedanklich ihr bisher Gesagtes überprüft und mit dem, was sie gelernt hat, abgleicht. Nach dieser Pause beendet sie ihre Äußerung, allerdings inhaltlich mit großer Wahrscheinlichkeit unverändert. Sie wiederholt sogar die letzten zwei Wörter, welche sie vor der Pause gesagt hat, verbindet damit vermutlich die durch die Unterbrechung getrennten Äußerungsteile und beendet schließlich mit der schon vorher absehbaren Negation *nicht* ihren turn. Ob diese letztlich unveränderte Aussagebeendigung auf ihrer vorherigen Planungsphase und auf einer dort getroffenen Entscheidung basiert, das alles Wichtige gesagt wurde, liegt zwar nahe, kann aber nicht eindeutig nachgewiesen werden.

5.2.6. Schmerzdauer

Direkt nach der Pause in 0028 und parallel zur Patientin setzt der Arzt mit einer erneuten Aussage ein (0029). Der Arzt sieht in der Sprechpause der Patientin entweder ein mögliches Ende ihres Gesprächsbeitrages oder ein Ansatzpunkt, ihr den turn zu entreißen. In dem Zusammenhang scheint letzteres wahrscheinlicher zu sein, da die Patientin ihre Äußerung weder syntaktisch noch inhaltlich sichtbar abgeschlossen hat und die Pause von 0,3 Sekunden in dem Zusammenhang zu kurz ist, um diese als Abbruch einer Äußerung und als Anregung für eine turn-Übernahme durch Selbstwahl zu verstehen. Somit kommt es durch beide Sprechhandlungen zu einer kurzen Simultansequenz, welche schließlich durch das Äußerungsende der Patientin zu einem overlap wird und der Arzt den turn übernimmt. Dieser zeigt auch keine Verzögerungs- oder Unsicherheitssignale, sondern durch seine unveränderte sprachliche

Produktion scheint die Übernahme des turns seine feste Absicht gewesen zu sein.

Thematisch stellt der Arzt nun die Frage nach der Dauer der Kopfschmerzen, wendet sich damit von den primären Migränesymptomen ab und einer eher allgemeinen Kopfschmerzbeschreibung zu. Hierbei ist zu erwähnen, dass die Patientin die Dauer der Kopfschmerzen bereits in ihrem Eingangsstatement angesprochen hat (0007: *seit n paar tagen*), der Arzt aber nicht weiter darauf eingegangen ist. Der Arzt scheint daher das Gespräch alleine nach der Anamnese und den Diagnosevermutungen zu strukturieren. Auch wenn der turn lediglich die Funktion einer Rückversicherung der zu Beginn übermittelten Information haben kann, so zeigt sich dennoch, dass den Aussagen der Patientin nur für den Arzt relevante Informationen entnommen werden. Ein patientenzentriertes Vorgehen aber, das bereits zu Anfang des Gesprächs ein Eingehen auf die gegebene Information der Kopfschmerzdauer zur Folge gehabt hätte, wird vom Arzt verweigert.

Zusätzlich ist an dieser Stelle die Fragestellung des Arztes in Form einer Suggestivfrage von Bedeutung. Obwohl es sich inhaltlich um eine Frage nach der Dauer der Kopfschmerzen handelt, formuliert er sie in Form einer Aussage, welcher die Patientin dann nur noch zustimmen muss. Um den Erfolg dieser Zustimmung zu erhöhen, fügt er höchstwahrscheinlich – hier war es nur ungenau zu transkribieren – noch eine Vagheitsangabe hinzu (*ungefähr oder so*). Diese Fragestellung entspricht der im Abschnitt zur medizinischen Kommunikation vorgestellten Funktion ärztlicher Fragen. Der propositionale Inhalt der Frage ist bereits eng eingegrenzt und eine völlig frei formulierte Antwort der Patientin, die vom Arzt anscheinend nicht gewollt wird, ist nur noch schwer möglich. Diese Frageformulierung soll daher höchstwahrscheinlich die Sprachproduktion der Patientin einschränken und zugleich in Rückgriff auf das in der institutionell-medizinischen Kommunikation etablierte Frage-Antwort-Muster die Kontrolle des Rederechts beim Arzt belassen. Der Patientin wird dadurch nur die Beantwortung der Frage in einem möglichst geringen Rahmen zugestanden, so dass der Arzt schnell wieder den turn übernehmen und in der Befragung fortfahren kann.

Die Patientin hält sich aber nicht an das vom Arzt vermutlich beabsichtigte Schema, sondern beginnt in Zeile 0031 mit einer größeren sprachlichen Produktion. Allerdings umrahmt sie ihre Eröffnung (*seit*) zunächst mit zwei Verzögerungspartikeln (*so* und *eh*) und schließlich einer Pause von 0,5 Sekunden. Diese sprachlichen Erscheinungen auf eine allgemeine Formulierungsphase zurück zu führen, ist durchaus möglich, greift meiner Ansicht nach aber nicht weit genug. Denn die Verzögerungssignale können auch eine Folge des oben beschriebenen und spontan wirkenden Themenwechsels sein, welchen der Arzt vornimmt.

Die thematische Änderung von Übelkeit zur Kopfschmerzdauer macht für die Patientin in dem Zusammenhang vermutlich keinen Sinn und daher braucht sie auch eine längere Zeit, die gespeicherten Informationen zur Krankheitsdauer aus ihrem Gedächtnis abzurufen und sie in einen Formulierungszusammenhang zu setzen. Als sie schließlich die für den Arzt relevante Information übermittelt (*drei tagen*), versucht er wahrscheinlich weitere Ausführungen durch ein bereits in Zeile 0023 angewendetes Verfahren zu verhindern: Er wiederholt die relevante Information mit abfallender Intonation. Hier sind, wie bereits weiter oben angesprochen, ebenfalls zwei Deutungen denkbar. Zum einen kann der Gesprächsbeitrag es als Fazit ziehender Monolog verstanden werden, in welchem der Arzt die Information gedanklich in sein Anamneseschema einsortiert und daraus entsprechende Schlüsse zieht. Die Versprachlichung kann in dem Zusammenhang dazu dienen, sich besser zu konzentrieren und das Gesagte zu verinnerlichen. Andererseits jedoch ist dieses Verhalten in einem Dialog – gerade in einem institutionellen Umfeld – eher ungewöhnlich. Daher kann die Ausformulierung des eigentlich mentalen Vorganges auch darauf hinweisen, dass der Arzt die relevante Information zur Kopfschmerzdauer erhalten hat, keine weiteren Auskünfte mehr wünscht und dies der Patientin damit verdeutlichen möchte.

Die Patientin hingegen lässt sich von der kurzen Simultanpassage nicht unterbrechen, sondern fährt in ihrem turn fort. Hierbei ist auffällig, dass sie mit *würd ich sagen* ihre Informationen in den Konjunktiv setzt und dass wie bereits in Zeile 0023 diese subjektive Vortragsweise mit einer umgangssprachlichen Formulierung verbunden wird (0032: *et*). Ob die unsichere Darstellung ein

Produkt der Schulung ist, spontan von ihr initiiert wird oder auf den sprachlichen Druck des Arztes zurück zu führen ist, kann an dieser Stelle nicht erschöpfend ausgeführt werden.

In Zeile 0033 und damit kurz nach der Simultanpassage platziert der Arzt erneut eine Hörrückmeldung. Im Vergleich zu den Vorherigen, welche ebenfalls mit fallender Intonation versehen waren, zeigt sich aber hier sehr deutlich, dass mit dem *ja;* ein Ende der Patientinnenäußerung erreicht und eben keine Aufmerksamkeit signalisiert werden soll, geschweige denn eine continuer-Funktion vorgesehen ist. Denn der Platzierung der Hörrückmeldung in der syntaktisch begründeten Atempause der Patientin folgt unmittelbar der sprachliche Einsatz des Arztes in Gestalt einer weiteren Frage. Die vorgreifende Funktion der Hörrückmeldung wird allerdings von der Patientin insoweit ignoriert, als dass sie ihre Äußerung dennoch zum vermutlich geplanten Ende bringt.

5.2.7. Erhebung der Krankengeschichte

Während die Patientin noch ihre Äußerung zu Ende führt (*schlimm geworden*), beginnt der Arzt in Zeile 0034 seinen sprachlichen Beitrag. Diese parallele Sprechsequenz, welche schließlich in einem overlap zu Gunsten des Arztes endet, ist zwar keine Unterbrechung im eigentlich Sinne und verläuft abgesehen von der Simultanpassage auf den ersten Blick sprachlich konfliktfrei, zeigt meiner Ansicht nach aber dennoch ein sprachliches Gefälle zu Ungunsten der Patientin. Die These kann damit begründet werden, dass die Patientin ihren turn nicht mit Partikeln oder Verzögerungssignalen als übergangsrelevanten Ort markiert hat, sondern dass hier durchaus noch wichtige inhaltliche Informationen übermittelt werden und die Möglichkeit weiterer Ausführungen dazu nicht ausgeschlossen ist. Zu dem Zeitpunkt da der Arzt zum parallelen Sprechen einsetzt, ist noch nicht klar, was sich *vorgestern nacht* bei der Patientin in der Schmerzqualität verändert hat. Sicherlich kann der Arzt vermuten, dass – durch den Aufbau der Äußerung begründet – die Intensität zugenommen hat, aber theoretisch könnte die Patientin auch andere Informationen angeben, welche die Schmerzqualität näher beschreiben würden (z.B. pochend, anhaltend).

Weiterhin wäre es möglich, dass gerade an dieser Stelle, wo sich die Patientin in einer Schmerzbeschreibung befindet, eine für sie wichtige emotionale bzw.

psychische Bewertung im Anschluss erfolgt. Der Arzt unterbricht also nicht nur eine auch für ihn wichtige inhaltliche Äußerung, sondern verhindert zudem eine eventuelle persönliche Stellungnahme der Patientin. Er kann sich aufgrund seines sprachlichen Einsetzens in Zeile 0034 und der vorhergehenden gedanklichen Formulierungsphase mit seiner Frage also nur auf die Tatsache beziehen, dass die Kopfschmerzen bereits ‚drei Tage' anhalten. Die zweite durchaus wichtige Information der Patientinnenäußerung kann mit seiner Frage nicht abgedeckt sein, da er sie noch nicht ausreichend rezipiert und gedanklich verarbeitet haben kann.

Weiterhin ist festzuhalten, dass der Arzt bei der ersten seiner beiden Fragen (0034: *ist das bekannt so was?*) erneut eine die Antworten begrenzende Formulierung wählt. Er fasst die Frage nach der Krankengeschichte – welche im Übrigen wieder einen unangekündigten Themenwechsel darstellt – mit einer Entscheidungsfrage zusammen, die im Wesentlichen mit ‚Ja' oder ‚Nein' beantwortet werden kann. Mit seiner zweiten, anschließenden Frage erweitert er das Feld der möglichen Antworten, indem er mittels des Temporaladverbs *vorher* eine zeitliche Komponente integriert. Zwar bleibt auch diese Frage weiter an einer dualen Antwortmöglichkeit ausgerichtet, erlaubt der Patientin aber immerhin sich etwas freier zu ihren Kopfschmerzerfahrungen zu äußern. Es besteht durchaus die Möglichkeit, dass diese zweite, erweiterte Frage, welche prinzipiell denselben Themenbereich wie die erste berührt, als kommunikative Entschädigung des Arztes für sein vorheriges aggressives Sprachverhalten gedacht sein kann. Wenn er selber den overlap in Zeile 0034 als Unterbrechung wahrgenommen und zudem erkannt hat, dass durchaus noch eine für die Anamnese wichtige Information geäußert wurde, kann die zweite Frage daher die Möglichkeit eines ärztlichen Gesprächsangebots sein. Dieses soll der Patientin die Chance eröffnen, sich an dieser Stelle ausführlicher zu äußern. Eine andere Möglichkeit wäre, dass dem Arzt in diesem Moment ein konkreter Anhaltspunkt fehlt und er nicht weiß, um welche Diagnose es sich bei der Patientin konkret handelt und wo in der Anamnese er weiter ansetzen soll. Aus diesem Grund überlässt er der Patientin die Möglichkeit eines längeren turns, damit er daraus womöglich wichtige Informationen entnehmen und dann wieder zur zielgerichteten Anamnese zurückkehren kann. Auch wenn sicherlich beide

Komponenten hier eine Rolle spielen können, halte ich die erste Hypothese aufgrund seines bisher klar an einem Anamneseschema ausgerichteten und eher aggressiven Sprachverhaltens für zutreffender.

Der weitere Verlauf des Gesprächs jedenfalls zeigt, dass die gegebenenfalls beabsichtigte Wirkung der zweiten Frage mit der Möglichkeit zu einer offenen Antwort bei der Patientin erzielt wird. Sie holt in den Zeilen 0036-0038 trotz der vorherigen mehrmaligen Unterbrechungen zu einem länger andauernden turn aus, welcher vom Arzt erst wieder in Zeile 0039 mit der klassischen und hier eher neutral zu deutenden Hörrückmeldung *mhm* kommentiert wird. Im Vergleich zum vorherigen Gesprächsablauf kann die Patientin erstaunlich lange ohne Fremdeinwirkung reden und ihre Kopfschmerzen beschreiben. Erst als sie ein wichtiges medizinisches Merkmal in ihrer Krankengeschichte nennt, äußert sich der Arzt wieder sprachlich.

5.2.8. Möglicher Spannungskopfschmerz

Der Verweis der Patientin in Zeile 0040 und 0041 auf Erfahrungen mit Kopfschmerzen, welche aus dem Nackenbereich kommen, veranlassen den Arzt zu einer auffällig deutlichen Hörrückmeldung. Durch die stark steigende Frageintonation fordert der Arzt die Patientin höchstwahrscheinlich auf, weiter aus diesem Bereich zu berichten, da die Information für ihn anscheinend von Bedeutung ist. Diese mögliche Absicht kann man auch medizinisch untermauern, da Muskelverspannungen im Nackenbereich und daraus resultierende Spannungskopfschmerzen zu den häufigsten Kopfschmerzarten zählen.

Somit kann die verbalisierte Aufmerksamkeit und die Aufforderung weiter zu reden die Hoffnung des Arztes widerspiegeln, dass hier die Chance einer schnellen und treffenden Diagnose gegeben ist. Allerdings zeigt sich durch diese Reaktion auch, dass der Arzt der Patientinnenäußerung im Vorfeld nicht viel Aufmerksamkeit geschenkt hat. Denn durch die vorhergehende Verwendung des Präteritums (0036: *hatte*) unter Einbezug des Adverbs *vorher* und den Beginn eines Perfekts (0040: *die sind* [...] *jekommen*) deutet die Patientin syntaktisch bereits an, dass die Ursache, auf welche sie anschließend zu sprechen kommt, sich auf vergangene Kopfschmerzen bezieht. Der damit versprachlichte Kontrast zur aktuellen Problematik wird zudem in Zeile 0037 deutlich durch das Adjektiv *andere* unterstützt. Daher ist bei aufmerksamem Zuhören bereits vor Beginn des Partizips *jekommen* in Zeile 0041 klar, dass sich der Bezug auf Nackenverspannungen als Quelle der Kopfschmerzen nicht auf das aktuelle Leiden bezieht. Der Arzt scheint der Erzählung der Patientin daher nicht konzentriert zu folgen, als er mit *JA?* seine Hoffnung artikuliert.

Er scheint dieses Missverständnis in Bezug auf die mögliche Diagnose auch einzusehen, als im Anschluss an 0041 eine normale Hörrückmeldung (0042: *ja*) in einer Atempause der Patientin artikuliert wird. Hiermit könnte er demonstrieren, dass die gegebene Information doch nicht so wichtig war, wie er zuerst vermutete und er ihr weiter zuhört, ohne in direkter Folge als Konsequenz ihrer Aussage eine eigene Äußerung zu tätigen. Unterstützt wird diese Hypothese durch die anschließende Stille von ärztlicher Seite für die nächsten beiden Zeilen (0043-0044), in der die Patientin in Ruhe ihre Beschreibung fortführen kann.

In der weiteren Darstellung des Kopfschmerzes verfällt die Patientin zunehmend in Umgangssprache bzw. Dialekt, wodurch unter anderem ihre Herkunft zuzuordnen ist.[75] Zwei Gründe können für dieses Gesprächsverhalten ursächlich sein. Erstens hat der Arzt ihr durch sein eher zurückhaltendes sprachliches Verhalten bereits demonstriert, dass sie ihre Äußerung– zunächst ohne weitere Einschübe von seiner Seite – weiter führen kann. Auch das inhaltliche Missverständnis von Arztseite in Bezug zu den Nackenverspannungen, welches in Zeile 0041 durch die fragende und betonte Hörrückmeldung artikuliert wird, kann für die Patientin nur als zusätzliche Aufforderung verstanden werden, sich weiter zu äußern. Diesen vom Arzt bereit gestellten Freiraum nutzend ist es wahrscheinlich, dass die Patientin in eine spontane und umgangssprachliche Redeweise verfällt, da sie nun nicht mehr über möglichst knappe und präzise Formulierungen nachdenken muss, welche ständig durch eine Unterbrechung oder begrenzende Einschübe von Arztseite in Gefahr sind. Zweitens handelt es sich hier, wie bereits oben mehrfach erwähnt, um subjektive und emotionale Beschreibungen, welche die Patientin mit umgangssprachlicher Ausdrucksart

[75] Aufgrund von Informationen aus anderen Konsultationen konnte bestätigt werden, dass es sich hier um eine Berlinerin und daher auch um die entsprechende sprachliche Varietät handelt.

verbindet.[76] Der emotionale Themenhintergrund führt vermutlich in Kombination mit dem durch den Freiraum entstandenen ‚Plauderton' zur dialektal gefärbten Umgangssprache der Patientin.[77]

Inhaltlich fährt die Patientin mit ihrem Bezug zwischen Nacken- und Kopfschmerzen fort. Das liegt womöglich daran, dass die Patientin, unter anderem auch durch die hoffnungsvoll anmutende Nachfrage des Arztes (0041: *JA?*), die Gefahr eines Missverständnisses sieht und eine zu schnelle Verbindung zwischen Kopfschmerzen und einer Nackenmuskelverspannung erkennt. Da sie aber dem Arzt bewusst – auch das ist ein Anliegen des Projektes und damit ebenso der vorhergehenden Schulung – keine eindeutige und schnelle Lösung präsentieren möchte, verweist sie darauf, dass eine Verspannung im Nackenbereich für sie nicht in Frage kommt. Obwohl sie die Äußerung zunächst subjektivierend vorträgt (0043: *habe ich dat jefühl*), womöglich um nicht allzu sicher und wissend zu wirken, ist es doch auffällig, dass sie dieser Information, die eigentlich schon vorher angedeutet wurde, erneut so viel sprachlichen Raum zukommen lässt.

Besonders deutlich sichtbar werden die Bemühungen der Patientin in Zeile 0046, als sie auf die Kopfschmerzursache zu sprechen kommt und Nackenverspannungen pauschal ausschließt. Vermutlich dient dieser für eine Patientin doch erstaunlich sichere Diagnoseausschluss dazu, ein mögliches Missverständnis, welches sie vorher durch den Verweis auf Nackenverspannungen erzeugt haben könnte, nun mit allen Mitteln als Ursache zu negieren. Diese Äußerung tätigt sie mit einer Gewissheit, die ein Patient diesbezüglich eigentlich nicht haben kann. Auch wenn Nackenverspannungen im Rahmen von Kopfschmerzen von Patienten teilweise direkt gefühlt werden,

---

76 Die Verbindung emotionaler, persönlicher und ohne äußeren Druck vorgetragener Gesprächsbeiträge mit umgangssprachlicher und dialektaler Redeweise ist ein normales Gesprächsverhalten und wird an dieser Stelle nicht künstlich durch die Institution, die Rollen oder das Instrument des standardisierten Patienten hervorgerufen.

77 Neben kleineren Apokopen wie in *jetz* und *nich*, wird dies besonders deutlich durch die Ersetzung des velaren Plosivs *g* durch den palatalen Approximanten *j* in den Wörtern *jekommen* und *jefühl* (Spirantisierung), sowie die Lautänderung in Bezug auf das Wort *dat*.

so können sie jedoch bei Nichtregistrierung durch den Patienten durchaus weiterhin der Grund für Kopfschmerzen sein. Der Wegfall der dialektal-umgangssprachlichen Redeweise weist darauf hin, dass sie sich vermutlich wieder mehr konzentriert und gezielt und präzise bestimmte Informationen übermitteln möchte. Diese Äußerung der Patientin ist daher fast zu auffällig in ihrem sicheren Auftreten, aber durch die vom Arzt eingeleitete parallele Sprechsequenz hat sie das Glück, dass dieser ihren Beitrag sicherlich nicht mit voller Aufmerksamkeit als Hörer registrieren kann.

Der Arzt äußert in Zeile 0045 abermals eine Hörrückmeldung und wie vorher in Zeile 0033 und 0034 dient sie wahrscheinlich zugleich als Einleitung zur darauf folgenden Sprechsequenz. Obwohl die sprachliche Produktion des Arztes zu einem längeren overlap führt, muss dies nicht als Unterbrechungsversuch des Arztes angesehen werden. Die Patientin hätte mit ihrem turn durchaus in Zeile 0044 zu einem Ende kommen können. Inhalt wie Syntax legen dies durchaus nahe und die weitere Äußerung in Zeile 0046 könnte nachträglich angehängt sein, so dass der Arzt nicht rechtzeitig auf die Ausweitung ihres turns reagieren kann und somit eine Simultanpassage eröffnet. Andererseits kann es auch sein, dass der Arzt zwischen den Zeilen 0044 und 0046 nonverbale Handlungen der Patientin beobachtet hat, die darauf hinwiesen, dass sie lediglich eine Atempause macht. Dann wüsste der Arzt von ihrem Versuch den turn aufrecht zu erhalten und würde mit seinem Gesprächsbeitrag bewusst einen overlap oder sogar eine Unterbrechung riskieren.

Diese These wird zudem gestützt durch die Tatsache, dass in der Formulierung des Arztes das Personalpronomen fehlt, welches syntaktisch gefordert ist. Ein möglicher Grund kann sein, dass er um eine Schnelligkeit seiner Aussage bemüht ist und daher auf das ‚sie' verzichtet. Der Arzt scheint also durch seinen rasch vorgebrachten Inhalt zu versuchen, seinen Anspruch auf Beibehaltung des turns zu untermauern. Die quantitativ ungewöhnlich große Aussage ab Zeile 0046 ff. legt diese Möglichkeit ebenfalls nahe, da der Arzt diese Situation nicht nur als eine Gelegenheit für einen kurzen inhaltlichen Einschub nutzt, sondern mit der frühen Klarstellung im Konflikt um das Rederecht dafür sorgt, dass er ungestört und über lange Zeit den turn beibehalten kann. Eine genaue Klarstellung kann im Rahmen dieser Äußerungen nicht erfolgen, es ist jedoch auffällig, wie lange die Simultansequenz von beiden Seiten aufrechterhalten wird. Die möglichen Motive der Patientin, ihre Information zu vermitteln, wurden bereits oben erörtert.

Die Gründe für das kommunikative Verhalten des Arztes sind wahrscheinlich erneut im Verlauf des Anamneseschemas zu suchen. Er erwartet von Patientenseite nun keine neuen Ausführungen mehr zum Verhältnis einer möglichen Nackenverspannung und den Kopfschmerzen und hat womöglich zudem nach der längeren Gesprächsphase der Patientin das Bedürfnis, die zu Anamnesebeginn auffällig straffe Gesprächsführung wieder zu übernehmen. Gerade Letzteres ist sicherlich nur eine vage Hypothese, aber gerade der Vergleich zum Gesprächsverhalten der ersten turn-Wechsel zeigt einen großen Unterschied bezüglich der Dominanz im Bereich des Rederechts. Wenn die passive Haltung des Arztes ab Zeile 0036 auf der Hoffnung auf anamnesewichtige Daten basierte und kurzfristig auch zu glücken schien (0041), so ist es durchaus möglich, dass er nun die Kontrolle zurückgewinnen will, da er von der Patientin keine relevanten Diagnosehinweise mehr erhält.

Dennoch greift er das von der Patientin initiierte Thema der Nacken- bzw. Verspannungsproblematik in seinem turn in Zeile 0046 auf und beginnt damit seine Ausführungen. Hierbei ist interessant, dass er in den folgenden Zeilen bis 0052 verschiedene inhaltliche Themen in seinem turn verbindet. Er spricht zunächst die Bewegungsfähigkeit des Kopfes an, bezieht sich dann auf eine mögliche Schmerzproblematik beim Liegen und endet schließlich in der Hinterfragung einer Verbindung zwischen Nachtruhe bzw. Schlaf und den Kopfschmerzen.

Hinter dieser Äußerung steht wahrscheinlich die Absicht einen eventuell vorhandenen Spannungskopfschmerz endgültig abzuklären. Die Fragen deuten auf einen vermuteten diagnostischen Zusammenhang zwischen Nackenverspannungen und Kopfschmerzen hin, denn das Verhalten der Kopfschmerzen im Liegen oder auch die Bewegungsfähigkeit des Kopfes sind dafür wichtige Indikatoren. Durch die ausführliche Befragung zu diesem Thema und durch das Ansprechen mehrerer möglicher Symptome zeigt der Arzt zugleich, dass er der Einschätzung der Patientin, auch wenn diese in aller Offenheit erst in Zeile 0046 geäußert wurde, keinen großen Wert beimisst und eine mögliche Verspannung als Ursache lieber selber anhand beschriebener Symptome abklären möchte. Hier verlässt er sich anscheinend nicht auf das Urteil der Patientin, sondern verweist mittels der Symptomabfragen zunächst auf sein Expertenwissen und seine Problemlösungskompetenz. Zudem hat diese Äußerung auch eine normative Dimension, da er durch die lange Abfrage den vorherigen Ausschluss der Patientin ignoriert und die Relevanz der Themen für ihr Leiden von seiner Definition und seiner Einschätzung abhängig macht. Sicherlich sind inhaltliche Korrekturen in der Arzt-Patienten-Interaktion pauschal nichts besonderes. Findet aber wie hier keine kommunikative Begleitung oder Rückkopplung statt, so können die oben beschriebenen Konsequenzen in Erscheinung treten.

Zusätzlich muss an dieser Stelle noch auf die Themensprünge hingewiesen werden. Für den Arzt machen die Fragen nach dem Ruheverhalten und insbesondere der Bewegungsmöglichkeit des Kopfes im Zusammenhang mit einem möglichen Spannungskopfschmerz durchaus einen logischen Sinn. Für die Patientin aber, die von einer ärztlichen Hypothese ‚Spannungskopfschmerz' offiziell noch nichts weiß, ist dies je nach Vorkenntnis nur schwer zu erschließen, so dass auch hier für sie anscheinend ein thematisch unverständlicher Sprung vorliegen könnte.

Für den Satzbau nutzt der Arzt bei seinem längeren turn nicht nur viele Kausaladverbien und Konjunktionen[78], um seine teilweise syntaktisch nicht fertigen Sätze miteinander zu verbinden, sondern zudem drei Mal das Adverb *auch* als präzisierendes und spezifizierendes Element. Weiterhin ist die auffällige Selbstkorrektur in Zeile 0050 zu nennen, bei welcher der Arzt seine Äußerung mitten in einem Verb beendet (*blei/*) und anschließend eine neue Äußerung beginnt, diese aber gleich wieder mit *also* einleitet, um eine inhaltliche Verbindung herzustellen. All die Elemente weisen darauf hin, dass der Arzt vermutlich einen starken inhaltlichen wie syntaktischen Zusammenhang zwischen den einzelnen Teilsätzen herstellen will und die angesprochenen Detailthemen ohne mögliche Unterbrechungen oder Eingabe seitens der Patientin äußern möchte. Hier zeigt sich zumindest, dass der Arzt sprachlich viel

[78] Insgesamt nutzt er in sechs Zeilen vier Mal das Adverb *also*, sowie jeweils einmal die Konjunktionen *und* und *oder*.

daran setzt, den durch den overlap in Zeile 0046 erkämpften turn zu behalten und in möglichst kurzer Zeit viele Informationen zu übermitteln. Der Zweck des sprachlichen Verhaltens kann nur vermutet werden, aber es ist anzunehmen, dass der Arzt, wie oben bereits angesprochen, nach einer langen Schweigephase von seiner Seite aus nun endlich wieder ausführlicher zu Wort kommen möchte.

Weiterhin ist zu dieser Arztäußerung anzumerken, dass er sie erst gegen Ende als Frage formuliert. Somit ist es möglich, dass der ganze turn im Prinzip durchaus als eine Fragc gedacht ist, aber durch gedankliche Formulierungsphasen sprachlich immer wieder ins Stocken gerät. Um jedoch der Patientin trotzdem mitzuteilen, dass er den turn behalten möchte, könnten die verschiedenen Adverbien und Konjunktionen als Reparaturmechanismen aufgefasst werden. Andererseits kann es aber auch sein, dass er die Informationen deshalb so stark bündelt, um in einem turn möglichst viele Aspekte des Spannungskopfschmerzes anzusprechen, so dass eine Antwort der Patientin, welche im Übrigen durch die Formulierung einer Entscheidungsfrage in Zeile 0051 bis 0052 wieder auf eine Zustimmung oder Negation reduziert werden soll, den gesamten Themenbereich erfasst und somit zeitraubende Einzelfragen erspart bleiben sollen. Damit würde die Diagnose Spannungskopfschmerz insgesamt bestätigt oder zurückgewiesen werden.

Der Patientin scheint der Umfang der ärztlichen Äußerung zunächst wohl nicht bekannt, da sie auf die Aussage in 0046 mit einem gehauchten *ja* antwortet. Dies kann darin begründet sein, dass sie der Aussage des Arztes einen ähnlichen Entscheidungsfragencharakter zuspricht, wie es bereits in Zeile 0029 bis 0030 der Fall war. Hier hatte der Arzt bewusst eine Aussage in den Raum gestellt, um mit der Patientenreaktion dazu sein Anamneseschema zu vervollständigen. Die Patientin ahnt wohl ähnliches und antwortet daher in einer syntaktisch begründeten Atempause des Arztes. Ob diese kleinen Atempausen, welche in Zeile 0046 zweimal auftreten (*bewegen, und,*), vom Arzt bewusst platziert werden, um einer Antwortmöglichkeit der Patientin sprachlichen Raum zu geben, kann nicht ausreichend geklärt werden. Ist dies allerdings der Fall, dann wäre die Konjunktion *und* am Ende der Zeile vom Arzt vermutlich bewusst gesetzt worden, um trotz erwarteter Antwort der Patientin den Anspruch auf den turn weiter aufrecht zu erhalten.

Die leise und gehauchte Vortragsweise der Zustimmung von Patientenseite (0047) kann in einer möglichen eigenen Zurückhaltung durch den dominanten Sprachauftritt samt turn-Übernahme des Arztes begründet sein. Die Patientin will womöglich nicht auffällig in den gerade vom Arzt übernommenen turn einfallen, nachdem sie bisher in einem längeren turn ihre Aussage formulieren konnte. Andererseits ist die Vermittlung dieser Aussage wichtig, um von der Nackenverspannung als auslösendes Element abzulenken. Daher könnte sie diese prosodische Vortragsweise wählen, um neben der Antwortkürze darauf hinzuweisen, dass sie keinen Anspruch auf den turn erheben möchte. Zweitens besteht die Eventualität, dass die Patientin mit ihrer sprachlichen Realisierung in Zeile 0047 eine Emotion verdeutlichen möchte. Da der Arzt ihr vorher (0046) womöglich ins Wort gefallen ist und sich den turn von ihr erkämpft hat, könnte die gehauchte Vortragsweise also ebenso als Verdeutlichung eines resignierten und ‚genervten' emotionalen Zustandes der Patientin dienen, auch wenn ich dies, begründet durch die doch noch sehr formale Arzt-Patienten-Beziehung, für eher unwahrscheinlich halte.

Schließlich – und so trivial diese Erklärung auch ist – könnte es aber auch sein, dass sie aufgrund der längeren Erzählung im Vorfeld einfach wegen Luftmangels zu Atem kommen muss und daher nur Raum für ein gehauchtes *ja* bleibt, welches sie zwischen die Ausführungen des Arztes einschieben kann. Trotz dieses zurückhaltenden Verhaltens kann jedoch in dieser sprachlichen Äußerung nach dem turn-Wechsel zum Arzt auch der Grund darin gesehen werden, weshalb der Arzt seine weiteren Ausführungen ab Zeile 0048 schnell und komprimiert vorträgt. Es besteht die Möglichkeit, dass er eine erneute größere sprachliche Realisierung der Patientin fürchtet.

Auch wenn dies aufgrund fehlender Videoaufnahmen nicht ausreichend festgestellt werden kann, scheint sie sich im weiteren Verlauf nach der turn-Übernahme dem Rederechtanspruch des Arztes zu fügen und schweigt. Erst in Zeile 0053 und nach der vollständigen Ausformulierung der ärztlichen Ausführung übernimmt die Patientin wieder den turn. Dabei tut sie es nicht rein selbständig, da sie bereits vom Arzt mit seiner Frageintonation in Zeile 0052 durch Fremdwahl angesprochen und daher unter sprachlichen Zugzwang gesetzt wurde. Die Antwort der Patientin selber wirkt dabei sehr bruchstückhaft. Sie beginnt zunächst einen Satz, bricht ihn dann ab und antwortet mit einer knappen Bejahung, um schließlich diese nochmals durch eine ausformulierte Zustimmung zu untermauern.

Hier ist zu vermuten, dass die Patientin mit *der ist* zunächst eine ausformulierte Antwort plant. Der Abbruch ebenjener kann einerseits durch vorherige Erfahrungen mit den Arztreaktionen begründet sein. Die Patientin hat im Verlauf des bisherigen Gesprächs mehrfach erlebt, dass der Arzt zu lange Ausführungen unterbricht, wenn er die für ihn wichtigen Informationen erhalten hat oder ihm das Gesagte irrelevant erscheint. Andererseits kann sie aber auch erst während der Formulierung der Satzeinleitung die Form der Frage als Entscheidungsfrage registriert haben. Somit wäre der Abbruch der ausführlicheren Antwort in Satzlänge durch den Fragestil des Arztes impliziert. Wahrscheinlich führen beide Möglichkeiten in einer Kombination zum Formulierungsabbruch und zur anschließenden kurzen Bejahung. Diesem fügt die Patientin aber durch *auf jeden fall* eine weitere und viel eindeutigere Zustimmung hinzu.

Hier ist meiner Einschätzung nach nicht genau zu erklären, warum sie den Zusatz anfügt. Er kann immer noch dadurch begründet sein, dass die Patientin wie ab Zeile 0043 versucht, Muskelverspannungen als Grund der Kopfschmerzen eindeutig zu verneinen. Zudem ist es aber auch möglich, dass die Patientin den sprachlichen Raum, den sie sich durch *der ist* geschaffen hat, noch füllen möchte. Womöglich hat der Arzt aufgrund dieses turn-Beginns mit einer längeren Antwort gerechnet und die Patientin erkennt an nonverbalen Merkmalen, dass er noch nicht bereit ist, sich seinerseits wieder zu äußern und so füllt sie die möglicherweise entstehende Lücke vorsichtshalber mit einer erweiterten Zustimmung aus. Die dritte Möglichkeit besteht darin, dass sie dem Arzt Entgegenkommen signalisieren möchte und somit auf seine längere Ausführung, die schließlich in die Frage in Zeile 0052 mündet, mit einer breiteren Zustimmung zu antworten. Hier mag der Patientin ein einfaches ‚ja' in Bezug auf die Fülle der Informationen, welcher der Arzt vorher geäußert hat, vielleicht einfach nicht auszureichen. Eine genaue Klärung im Rahmen einer sprachlichen Zuordnung ist hier leider nicht möglich, aber es besteht eine hohe Wahrscheinlichkeit, dass die verschiedenen Faktoren gemeinsam zur letztlich artikulierten Antwort führen.

Obwohl die Anamnese an dieser Stelle noch nicht vollständig durchgeführt wurde und auch die körperliche Untersuchung noch nicht stattgefunden hat, möchte ich an dieser Stelle die Analyse des Gesprächsbeginns beenden, da alle wichtigen sprachlichen Merkmale der beiden Gesprächsphasen Eröffnung und Anamnese hier anschaulich gezeigt werden konnten. Im Weiteren soll nun noch eine kleine Transkriptstelle analysiert werden, welche im Gesprächsverlauf zwischen Diagnose und Therapie anzusiedeln ist. In ihr sind teilweise andere sprachliche Abläufe zu beobachten, die später für eine machttheoretische Beurteilung ebenfalls von Wichtigkeit sein werden.

5.3. Diagnose und Therapie

Zur Einordnung des vorliegenden, zweiten Transkriptteils (0173-0207) sei noch eine knappe Beschreibung des bisher Geschehenen vorausgeschickt. Im weiteren Verlauf der Anamnese wurden noch die Bereiche Sinnesorgane (Augen und Ohren), Allergien und eine eventuelle regelmäßige Medikation abgefragt, die aber allesamt als irrelevant abgetan wurden, wie auch die möglichen Ursachenaspekte schwere körperlicher Arbeit, Unfälle, Fieber und Erkältungssymptome. Anschließend führte der Arzt eine Blutdruckmessung durch, welche mit den Werten 120 zu 70 unbedenkliche Ergebnisse ergab.

Parallel dazu erklärte der Arzt, dass er eine Entzündung oder eine mögliche Verletzung näher in Betracht ziehe und unterhielt sich mit der Patientin über ihr Studium.[79] Anschließend führte er verschiedene körperliche Untersuchungen durch, die aufgrund fehlender Videoaufnahmen oder anderer Quellen nicht näher beschrieben und analysiert werden können. Nach einer kurzen Abfrage bezüglich hormonell-periodischer Ursachen, die ebenfalls negiert wurde,

[79] Ob die Fragen zu ihrem Studium (1) der Abklärung ihres sozialen Umfeldes oder (2) zur Überbrückung einer Schweigephase während der Blutdruckmessung dienen, kann hier nicht genau bestimmt werden. Da der Arzt allerdings zu einem späteren Zeitpunkt auf möglichen Stress als Kopfschmerzursache eingeht (0267-0268) tendiere ich hier eher zur zweiten Hypothese.

entschuldigt sich der Arzt indirekt für die lange Wartezeit und begründet dies mit der Vertretung zweier Kollegen. Anschließend führte er eine weitere körperliche Abtastung durch und attestiert der Patientin eine leichte Muskelverhärtung. Er artikuliert schließlich seine Ratlosigkeit bezüglich einer Diagnose und schaut sich abschließend die Zähne der Patientin als mögliche Kopfschmerzursache an.

Zum Zeitpunkt dieses Transkriptausschnitts ist die körperliche Untersuchung und abgesehen von kleineren Zwischenfragen auch die Anamnese beendet. Der Arzt hat vorher zweimal Äußerungen zu einer möglichen Diagnose gemacht, welche sich einmal konkret auf eine Entzündung oder einen Sturz bezogen (0084-0091) und beim zweiten Mal seine offensichtliche Ratlosigkeit (0158-0163) zeigten. Nun beginnen nach der Untersuchung und Befragung rein formal die Gesprächphasen der Diagnose und Therapie, die im Weiteren genauer analysiert werden sollen.

0173	ehm, also sie haben; ich würde gerne	
0174	ZWEI dinge machen; einmal die	
0175	neuraltherapie [schnell:] oder	
0176	quaddeltherapie, | son schmerzmittel;	
0177	so ganz kleine quaddeln, die (wi/) eh	
0178	unter die haut spritzen; das wirkt sehr	
0179	rasch; dasis [schnell:] von der von der	
0180	wirbelsäule | oder sind sie da sehr	
0181	ängstlich?	
0182		oh gott; [lachend:] NEIN; | nee; also so ne
0183	<u>ja das (müsste) ganz</u>;	<u>spritze das muss</u> ich (mir jetzt nicht noch
0184	<u>NEE</u>?	<u>geben</u>). nee. (0,3)
0185	sind sie kein freund von ne? dann	
0186	schreibe ich ihnen ein ähnliches mittel	
0187	aber in eh tropfenform auf; [schnell:]	
0188	tabletten eh also tabletten oder so am	
0189	besten am besten, |	
0190		ja,
0191	tabletten, die die muskulatur entspannen,	
0192	lockern, UND tropfen die den schmerz	
0193	nehmen. <u>ne</u>? und ehm, das machen sie	<u>mhm</u>;

heute und dann sehen wir uns morgen	
vormittag wieder;	
	mhm;
wenn es morgen vormittag deutlich	
besser ist, dann untersuch ich sie auch	(mhm)
noch mal; dann brauchen wir nichts	
weiter zu machen; wenn es morgen nicht	
besser ist, dann muss ich sie eh zu	
einem (eh) röntgeninstitut schicken für so	
schichtaufnahmen vom kop/ [seufzend:]	
kopf; | da müssen sie sich in eine röhre	ja;
legen; da werden dann so; das dauert so	
eine stunde, zwei stunden so	
schichtaufnahmen gemacht.	

Während der bisherige Teil der Konsultation bis auf wenige Ausnahmen aus einem Wissenstransfer von der Patientin zum Arzt bestand, soll sich dieses Schema in der Diagnose nun wenden. Obwohl der Arzt bisher zweimal mögliche Diagnosekonzepte bzw. deren Ausschluss angedeutet hat, wird die Patientin nach Abschluss der Untersuchungen trotzdem auf ein Ergebnis warten. Dabei ist festzuhalten, dass die standardisierte Patientin der Diagnose und der Therapie höchstwahrscheinlich nicht in dem Maße entgegen sieht, wie es ein ‚normaler' Patient tun würde. Sicherlich wird sie nach den bisherigen Erfahrungen im Rahmen des Projektes und auch im Rahmen ihrer Rolle auf ein ärztliches Resultat warten. Ob sie dies sprachlich allerdings authentisch und angemessen vermitteln kann, muss in Frage gestellt werden.

5.3.1. Neural- bzw. Quaddeltherapie[80]

Der Arzt beginnt seine Schlussfolgerungen zunächst mit einem inhaltsleeren Verzögerungspartikel (0173: *ehm*). In dieser Zeit mag er vermutlich seinen folgenden turn gedanklich strukturieren und formulieren. Gerade in der Vermittlung der Diagnose, sei sie in den Konsequenzen auch noch so ungefährlich, kommt es – und dies wird auch dem Arzt bewusst sein – auf die sprachliche Realisation der Wissensvermittlung an, um mögliche Missverständnisse zu vermeiden und schon hier eine gute compliance herzustellen. Zusätzlich kann eine korrekt und schlüssig vorgetragene Diagnose den Status und das Expertenwissen des Arztes in den Augen der Patientin betonen und daher durchaus bewusst impliziert sein.

Nach der kurzen Verzögerung beginnt er syntaktisch eine Äußerung, die mit großer Wahrscheinlichkeit auf eine Diagnose anspielt, unterbricht diese aber ungewöhnlicherweise nach drei Worten selber und ohne bisher eine wirkliche Information übermittelt zu haben. Anschließend beginnt er eine neue Äußerung, in welcher er thematisch gleich zur Therapie wechselt. Dieser Gesprächsbereichswechsel ist sehr auffällig, da er doch erstens der Patientin nach der Anamnese zumindest eine ungefähre Diagnose schuldig ist und diese zweitens sprachlich auch schon eingeleitet hat. Drittens schließlich ist vor der Verkündigung einer Therapie die Erstellung einer Diagnose notwendige Pflicht. Dies ist zusammen mit den vorher geäußerten Bemerkungen des Arztes bezüglich einer schwierigen Diagnoseerstellung (0158-0163) ein weiteres Indiz dafür, dass der Arzt möglicherweise noch zu keiner Schlussfolgerung gekommen ist.[81]

---

80 „Neuraltherapie“ beschreibt die Behandlung einer Krankheit mittels eines Lokalanästhetikums, welches das vegetative Nervensystem beeinflusst soll. Im Fall der „Quaddeltherapie“ wird das Medikament über Hautquaddeln an den Körper abgegeben oder direkt in die Nähe des betroffenen Organes gespritzt. Dieses Verfahren gehört formell zur Alternativmedizin und damit nicht zum klassischen Kanon der Schulmedizin. (Dosch 1995).

81 Auf diese Möglichkeit weisen auch andere Fakten im weiteren Gespräch hin. So stellt der Arzt auch nach der Therapieverkündung noch weitere anamnestische Fragen (z.B. 0214 bis 0217) und formuliert später im Gespräch seine Ratlosigkeit sogar offen aus (0263 bis 0266). Da diese Informationen zu diesem Zeitpunkt des

Es kann in diesem Zusammenhang die Hypothese aufgestellt werden, dass der Arzt seine Unwissenheit bezüglich der Diagnose nicht verbalisiert, da ansonsten sein Expertenstatus beschädigt werden könnte. Infolge dessen würden möglicherweise detaillierte und skeptische Nachfragen der Patientin drohen und er könnte sie ohne die Darlegung eines Grundes nur schwer zur Übernahme seines therapeutischen Vorschlages bewegen. Aus diesem Grund ist anzunehmen, dass er die Diagnose abbricht und direkt – übrigens ohne auf sprachlichen Widerstand der Patientin zu stoßen – zum Themengebiet der Therapie übergeht. Dieses betont er sprachlich in mehrerlei Weise.

Zunächst fällt im Gegensatz zum abgebrochenen Diagnoseanfang die syntaktisch einwandfreie Formulierung auf. Weiterhin ist auf die Verwendung des Konjunktivs (*würde*) hinzuweisen, welcher vermutlich eine Höflichkeitsform impliziert. Als drittes schließlich ist die starke Intonation (*ZWEI*) zu erwähnen, welche der vermuteten Höflichkeit und dem unterschwelligen Fragecharakter des Konjunktivs zunächst entgegengesetzt zu sein scheint. Meiner Ansicht nach widersprechen sich beide sprachlichen Merkmale jedoch nicht, sondern ergänzen einander in unterschiedlicher Hinsicht. Aufgrund der Auslassung einer konkreten Diagnose und dem überraschenden Beginn des Therapievorschlages versucht der Arzt vermutlich über beide beobachteten sprachlichen Mittel eine mögliche Ablehnung, sowie Nach- oder Zwischenfragen von Patientenseite zu verhindern. Die mögliche Erzeugung von Aufmerksamkeit durch die auffällige Intonation kann meiner Einschätzung nach nicht das Ziel sein, da diese in einem Arzt-Patienten-Dialog und gerade zum Zeitpunkt der Diagnose- bzw. Therapievermittlung normalerweise automatisch vorhanden ist.

Somit besteht einerseits die Möglichkeit, dass der Arzt mittels Betonung lediglich auf das Faktum einer zweiteiligen Therapie hinweisen möchte. Andererseits kann es jedoch sein, dass er dadurch sprachlichen Druck aufbauen möchte, der die Patientin dazu bringen soll den Bereichswechsel von Diagnose zu Therapie und die Vorschläge selber zu akzeptieren. Gerade diese Form der frühen compliance-Erzeugung liegt im Zusammenhang mit der kooperativen

---

Gespräches aber noch nicht bekannt sind, können sie hier noch nicht in eine Analyse einbezogen werden.

Verwendung des Konjunktivs sehr nahe, da der Arzt die Kombination aus Angebot und Druck vermutlich als optimales Verfahren ansieht, mögliche kommunikative Widerstände zu verhindern und die Überbrückung des Diagnoseabbruchs daher problemloser durchführen zu können.

Anschließend führt der Arzt die eingeleitete Therapiemöglichkeit weiter aus, indem er sich zunächst der so genannten Neuraltherapie zuwendet. In Zeile 0175 und 0176 fällt auf, dass er den zweiten Namen dieser Behandlungsmethode (*quaddeltherapie*) schnell einschiebt. Ob das Sprachverhalten dabei lediglich die Funktion eines erklärenden Einschubs unterstreichen soll oder den unwissenschaftlich klingenden Zweitnamen hinter dem Begriff Neuraltherapie ‚verstecken' soll, kann nicht erschöpfend geklärt werden. Weiterhin beschreibt der Arzt die Wirkweise dieser Therapie näher, indem er sie als Schmerztherapie deklariert (0176) und auf die Tätigkeit des Spritzens hinweist (0178). Der Begriff *quaddeln* wird in diesem Zusammenhang vom Arzt nur indirekt als Schmerzmittel beschrieben, aber keine genaue Erklärung dieses für Patienten in der Regel unbekannten Begriffs vorgenommen. Auch der Begriff Neuraltherapie ist für den Laien nicht sehr aussagekräftig. Auch nach der näheren Erläuterung in Zeile 0178 weiß die Patientin lediglich, dass sie etwas unter die Haut gespritzt bekommen soll. Die Begriffe bleiben für die Patientin jedoch weiterhin im Dunkeln und sie kann nur schätzen, dass es prinzipiell um ihre Schmerzlinderung geht. Von Zeile 0178 bis 0179 verweist der Arzt schließlich auf die Vorteile der Therapie. Wahrscheinlich ist er sich aufgrund seiner Erfahrung bewusst, dass Spritzen bei Patienten meist Ängste auslösen und die Patientin der bisherigen Beschreibung des Arztes zudem nicht sehr viel entnehmen konnte. Daher bringt er nun ein positives Werturteil als Überzeugungsargument in seine Äußerung ein. Eine andere Möglichkeit, diese im Umfeld der Verfahrenserklärung eher fremde Wertung zu begründen, wäre, dass der Arzt am nonverbalen Verhalten der Patientin, welches sich ab Zeile 0182 schließlich in einer Negation manifestiert, bereits eine mögliche Ablehnung erkennen kann und daher zu intervenieren versucht.

Nach dem eingeschobenen positiven Urteil des Arztes wendet er sich wieder der Verfahrensweise zu. Der Verweis auf die Wirbelsäule ist thematisch nur schwer zu deuten. Der Arzt könnte versuchen der Patientin durch eine detaillierte

Beschreibung des Verfahrens die Angst zu nehmen, wobei die Verwendung des Begriffs Wirbelsäule an dieser Transkriptstelle logisch erscheint, da es sich nicht um ein Fachwort im engeren Sinne handelt und der Arzt sich sprachlich somit in einer umgangssprachlichen Ebene und damit näher an der Patientin bewegt. Auf der anderen Seite jedoch muss sich der Arzt im Klaren darüber sein, falls er bisher schon nonverbale Ablehnung oder Ängstlichkeit beobachtet hat, dass der Verweis auf die Wirbelsäule als zentrales und wichtiges Körperteil angstverstärkend statt ermutigend wirken könnte. In diesem Zusammenhang lassen sich auch das Sprechtempo und der syntaktische Abbruch in Zeile 0180 zugunsten der zweiten Hypothese nennen. Hier wäre es möglich, dass der Arzt während seines Vortrags zur Therapiebeschreibung die eventuell ängstigende Wirkung des Verweises zur Wirbelsäule bemerkt oder eine entsprechende emotionale und nonverbale Reaktion der Patientin zur Kenntnis nimmt. Daher hofft er vermutlich durch eine erhöhte Sprechgeschwindigkeit dieses für die Patientin eventuell unangenehme Thema schnell hinter sich zu bringen.

Bereits zu diesem frühen Zeitpunkt der Diagnose- und Therapievermittlung wird ersichtlich, wie sehr der Arzt von der Erlangung einer akzeptablen compliance getrieben wird und wie sich sein Sprachverhalten diesem Ziel in großen Teilen unterordnet. Dies bedeutet aber nicht, dass der Arzt daher dem Ziel einer besonders patientenzentrierten Behandlung folgt, da bist zu diesem Zeitpunkt im Gespräch von ihm die Erzeugung von compliance mit der Überwindung von Widerständen gleichgesetzt wird und die Methode dabei eher zweitrangig zu sein scheint. Auch im weiteren Gesprächsverlauf wird das ärztliche Kommunikationsverhalten, das schon in diesen wenigen Zeilen die Sprache merklich beeinflusst, eine wichtige Rolle spielen.

Wie sehr der Arzt während seiner Ausführung zum Therapievorschlag gedanklich gefordert ist und versucht verschiedene, oben bereits angesprochene Kriterien zu erfüllen, zeigt sich an diversen Reformulierungsprozessen. Neben dem syntaktischen Abbruch in Zeile 0180 sind ebenfalls der Wortabbruch in Zeile 0177 (*wi/*) und die Wörterwiederholungen in Zeile 0179 (*von der von der*) als Belege zu nennen. Ob die umgangssprachlich anmutenden Assimilationen in Zeile 0176 (*son*) und 0179 (*dasis*) eine ähnliche Funktion haben, kann nicht eindeutig gesagt werden. Sie könnten im Rahmen des Therapievorschlages vielmehr dazu dienen, die Patientin auf umgangssprachlicher Ebene anzusprechen. Damit könnte versucht werden die Distanz zwischen Arzt und Patientin zu verringern, aber auch die Therapie als nicht vom Arzt verordnet, sondern vielmehr als empfohlen darzustellen. Diese mögliche Höflichkeit und Annäherung hat wiederum eine erleichterte Zustimmung von Patientinnenseite bzw. eine gute compliance zum Ziel.

5.3.2. Ablehnung des Therapievorschlags

Der Abbruch schließlich in Zeile 0180 und der anschließende Beginn einer Frage zur Angst sind höchstwahrscheinlich dem nonverbalen Verhalten der Patientin geschuldet, die dem Arzt nonverbal signalisiert, dass eine Behandlung mittels Spritze unerwünscht ist. In diesem Zusammenhang ist auch die Formulierung der Frage auffällig. Sie wird mit der Konjunktion *oder* eingeleitet, welche einen trennenden Bezug zum bisher geäußerten Therapievorschlag herstellt. Die Formulierung impliziert, dass die Angst im Gegensatz zur helfenden Therapie steht und diese womöglich verhindern kann. Eine weitere suggestive Tendenz erhält die Frage zudem durch die Steigerung mittels *sehr*, womit der ‚Faktor Angst' bestärkt und als ungewöhnlich hervorgehoben wird. Die Ursachen der Formulierung sind wahrscheinlich in der Sorge des Arztes zu suchen, die Patientin könne den Behandlungsvorschlag ablehnen. Der Arzt könnte in diesem Fall als Konsequenz befürchten, dass mit der Negation von Patientenseite seine normative Problemlösungskompetenz in Frage gestellt wird, was zudem seinen Status als Autorität und Experte in Mitleidenschaft ziehen würde. Das ist sicherlich hoch spekulativ, aber die sprachlichen Mittel, welche der Arzt zwischen den Zeilen 0173 und 0181 einsetzt, um seinen Therapievorschlag anzupreisen, weisen darauf hin, dass ihm gerade diese Behandlungsart ungewöhnlich wichtig zu sein scheint.

In Zeile 0182 wird der Arzt schließlich in der Befürchtung einer Negation bestätigt, als die Patientin ihre Ablehnung sprachlich realisiert. Dass die Patientin die Behandlung hier inhaltlich ablehnt liegt selbstverständlich an den Rahmenbedingungen der Studie. Sie ist als Schauspielerin nicht wirklich krank und das Verabreichen einer Spritze wäre zwar nicht lebensgefährlich, aber doch zumindest der Gesundheit nicht förderlich. Hinzu kommt, dass das Verabreichen einer Spritze einen Eingriff in die persönliche körperliche Schutzzone darstellt und auch für real kranke Personen einen größeren Eingriff darstellt, als beispielsweise die Verabreichung von Tabletten, und daher mit starken Emotionen verknüpft ist.

Die Patientin artikuliert zunächst eine Redewendung (0182: *oh gott*), bevor sie auf die Frage des Arztes eingeht und diese klar und betont verneint (0182: *NEIN*). Ob die Redewendung in diesem Kontext allein spontane Überraschung vermitteln soll, scheint meiner Ansicht nach fraglich. Der Arzt hat seinen Therapievorschlag zwar unvermittelt eingeleitet (0173), aber bis zur Reaktion der Patienten bereits neun Zeilen lang präsentiert. Er hat relativ ausführlich die Neuraltherapie beschrieben und schon in Zeile 0178 den Vorgang des Spritzens angesprochen, so dass die Patientin ausreichend Zeit hatte, sich darüber Gedanken zu machen und ihre sprachliche Reaktion zu planen. Aus diesem Grund halte ich die Darstellung der Überraschung für künstlich platziert, um mittels der abschließenden Verneinung eine Art schockiert wirkende und spontane Ablehnung zu präsentieren.

Weiterhin ist auf den leicht lachenden Tonfall und die starke Betonung der Negation hinzuweisen. Die Verneinung wird vermutlich kombiniert über mehrere sprachliche Ebenen vermittelt. Erstens durch die semantische Bedeutung des Wortes ‚Nein', zweitens durch die auffallend starke Intonation und schließlich drittens durch das angedeutete Lachen. Gerade Letzteres kann verschiedene Funktionen haben. Einerseits kann es Scham ausdrücken, welche die Patientin aufgrund ihrer sofortigen, heftigen und womöglich unangebrachten Ablehnung empfindet. Die emotionale Reaktion kann damit durchaus auf der weiter oben beschriebenen Frageformulierung des Arztes basieren, der eine Ängstlichkeit hier auffällig hinterfragt. Andererseits kann das Lachen auch zusätzlich zur Redewendung eine ungläubige Überraschung beschreiben, welche sie angesichts dieses Behandlungsvorschlages empfindet.

Im weiteren Verlauf erfolgt noch eine weitere Negation (0182: *nee*) und anschließend beginnt die Patientin eine Begründung ihrer auffallend starken und mehrfachen Ablehnung zu formulieren. Während ihrer Artikulation kommt es in Zeile 0183 zu einer Simultanpassage, als der Arzt der Patientin vermutlich mit einer längeren Ausführung ins Wort fallen möchte, diesen Versuch dann aber selber wieder abbricht. An dieser Stelle ist es wahrscheinlich, dass der Arzt aufgrund der Zustimmungsverweigerung die Therapie erneut detaillierter beschreiben möchte, um doch noch eine Akzeptanz bei der Patientin zu erreichen. Aus diesem Grund ist es nahe liegend, dass der Arzt den turn der Patientin übernehmen möchte und daher die Ausführung von ihm in Zeile 0183 durchaus als versuchte Unterbrechung interpretiert werden kann. Der Versuch einer turn-Übernahme endet aber nur in einer kürzeren Simultanpassage, da er von Arztseite schließlich wieder abgebrochen wird. Dieses Verhalten mag als Folge der Vehemenz und der ausformulierten Ablehnung der Patientinnen-aussage zuzuschreiben sein. Denn die Patientin weist in ihrer Aussage mittels des Modalverbs *muss* in Kombination zum Negationspartikel *nicht* konkret darauf hin, dass sie unter keinem Diktat des Arztes steht und er ihr diese Behandlung nicht zwangsweise verordnen kann. Eine solche inhaltliche Darstellung mag womöglich einer der Hauptbeweggründe sein, weshalb der Arzt seine weiteren Ausführungen zunächst abbricht und vermutlich eine innere, gedankliche Restrukturierungsphase beginnt.

Einen letzten Versuch startet der Arzt in Zeile 0184, als er ein stark betontes *NEE?* formuliert. Diese Äußerung, die durch die stark steigende Intonation einen überraschenden und fragenden Beiklang erhält, scheint hier die formale Funktion einer Rückversicherungsfrage inne zu haben. Das ist insofern verwunderlich, als dass die Patientin in den zwei Zeilen zuvor ausführlich ihre Ablehnung dargelegt und dies mit verschiedenen sprachlichen Mitteln untermauert hat. Somit kann die These aufgestellt werden, dass es sich nur vorrangig um eine Frage handelt, sondern in Wirklichkeit um den letzten Versuch einer ärztlichen Einflussnahme mit dem Ziel, die Therapie doch noch durchzusetzen. Durch die starke Betonung versucht der Arzt die Patientin vermutlich unter sprachlichen Druck zu setzen. Außerdem unterbricht der Arzt die Patientin mit dieser Äußerung erneut in ihrem turn, was die Aggressivität dieses sprachlichen Mittels meiner Einschätzung nach noch weiter erhöht. Da dem Arzt die strikte und unveränderliche Ablehnungshaltung der Patientin im Rahmen ihrer Rolle als standardisierte Patientin nicht bewusst sein kann, verwendet er hier prosodische Mittel und setzt sich insgesamt zweimal über ihr Rederecht hinweg, um seine Vorstellung durchzubringen.

Die Patientin betont ihre Ablehnung aber in Zeile 0184 erneut (*nee*), nachdem sie bereits ihre Begründung vorgetragen hat. Dies mag sich trotz zeitlicher Nähe auf die vorhergehende aggressive Arztäußerung beziehen und kann daher als direkte Antwort darauf angesehen werden. Mit der Kürze der Antwort und der stark fallenden Intonation besteht zudem die Möglichkeit, dass sie gezielt darauf hinweist, dass dieses Thema für sie nun abgeschlossen ist.

Der Arzt meldet sich erst nach einer kurzen Pause wieder zu Wort, indem er die Ablehnung der Patientin noch einmal mit einem fragenden Tonfall zusammenfasst. Die Nachfrage scheint zunächst merkwürdig, da der Arzt einerseits damit nochmals etwas thematisiert und erfragt, was die Patientin vorher eindeutig abgelehnt hat. Meiner Einschätzung nach handelt es sich, besonders im Zusammenhang mit dem verwendeten Wort *freund* (0185), um einen ironischen Beitrag, welcher unterschwellig die Verärgerung des Arztes widerspiegelt. Diese artikuliert er allerdings nicht offen, was in der Arzt-Patienten-Interaktion für ihn als eine Art Dienstleister und im Hinblick auf die compliance anderer Therapievorschläge auch keinen Sinn machen würde und zudem die zeitliche Dauer des Gespräches verlängern könnte. Daher ist diese Frage woh mehr als Kommentar zu beurteilen, was außerdem dadurch bestätigt wird, dass er nicht auf eine Antwort der Patientin wartet, sondern sofort mit einem alternativen Therapievorschlag fortfährt.

5.3.3. Medikationsverordnung

Mit Hilfe des Adverbs *dann*, welches in kausaler und temporaler Weise fungiert, leitet er einen anderen Therapievorschlag ein, welchen er in den Zeilen 0186 bis 0193 beschreibt. Dieser besteht inhaltlich aus zwei Wirkstoffpräparaten, nämlich Tropfen zur Schmerzlinderung und Tabletten zur Muskelentspannung. Hierbei fällt in Zeile 0186 und 0187 eine Formulierung des Arztes besonders ins Auge. Er präsentiert diese Behandlungsmethode nicht mehr wie noch in den Zeilen 0173 ff. als einen wenn auch sprachlich betonten Vorschlag, sondern stellt die Verschreibung der Medikamente in Form eines Aussagesatzes als Tatsache dar. Es findet kein Patienteneinbezug in die Therapieauswahl mittels Frage mehr statt, sondern der Arzt beschließt seine Wahl und verkündet sie. Der Verweis auf ein *ähnliches mittel* bezüglich der Wirkweise in Zeile 0186 kann beim näheren

Betrachten verschiedene Bedeutungen haben. Einerseits kann es eine rein sachliche Informationsübermittlung sein, mit der er an die bruchstückhafte Wirkungsbeschreibung der ersten Therapiemöglichkeit anknüpfen möchte. Der Arzt könnte in diesem Zusammenhang darauf hinweisen, dass er eine in sich geschlossene Arbeitsweise hat und nun nicht ein ganz anderes Therapiekonzept empfiehlt, sondern weiterhin hinter dem Wirkstoff steht, der nun allerdings anders verabreicht werden soll.

Andererseits aber kann dies auch als weitere Spitze gegenüber der Patientin verstanden werden. Hiermit würde ein Bezug zur vermutlich ironisch gemeinten Frage in Zeile 0185 und zur Ablehnung der vorher empfohlenen Therapie hergestellt und darauf verwiesen, dass die Patientin den Wirkstoff, den der Arzt für richtig hält, auf jeden Fall verschrieben bekommt. Damit würde sein Status als ‚autoritärer' Experte wieder gefestigt werden. Ob diese Absicht aber wirklich impliziert ist, kann aufgrund fehlender Patientenäußerungen und einer weiter laufenden Therapiebeschreibung nicht vollständig geklärt werden.

Nach dem anfänglich klar formulierten Aussagesatz zur neuen Therapieform, gerät der Arzt allerdings ins Stocken, als er in Zeile 0187 auf die Verabreichungsform der Medikation zu sprechen kommt. Nach einem Verzögerungssignal spricht er zunächst die Tropfenform als Wirkstoffträger an. Als er sich jedoch dem zweiten Teil der Therapie zuwendet, ändert sich sein Sprachverhalten deutlich. Der Arzt erhöht nicht nur das Sprechtempo, sondern wiederholt sich – gerahmt von mehreren Verzögerungssignalen (*eh* / *also* / *so*) – gleich mehrfach. Der syntaktische Rahmen wie auch der inhaltliche Zusammenhang sind nur sehr schwer zu erkennen und der Arzt scheint große Probleme zu haben, seinc Formulierungen weiter auszuführen.

Der Grund hierfür könnte darin liegen, dass der Arzt den alternativen Therapievorschlag in Zeile 0185, als er den turn wieder übernimmt und weiterführt, nur im Prinzip gedanklich vorbereitet hat. Eine konkrete Ausdifferenzierung und Übertragung in einen sprachlichen Formulierungszusammenhang könnte aber bisher nicht erfolgt sein. Somit kann der Arzt zwar die Gründzüge und den Anfang seiner alternativen Therapie erläutern, würde dann aber je weiter er fortfährt unter Kausalitäts- und Formulierungsdruck geraten. Da er jedoch das Rederecht anscheinend weiter behalten möchte, könnte es zu den beschriebenen sprachlichen Formulierungsproblemen kommen, welche der Arzt mit verschiedenen Korrekturanläufen zunächst nicht unter Kontrolle bringen kann.

Eine andere These diesbezüglich wäre in einer bisher fehlenden Zustimmung der Patientin zu suchen. Der Arzt hat – meiner Einschätzung nach sehr spontan – ab Zeile 0185 eine Alternative zur Neuraltherapie vorgestellt und auch nach längeren Ausführungen darüber von der Patientin keine sprachliche Reaktion erhalten. Wenn möglicherweise an ihrem nonverbalen Verhalten keine Zustimmung oder gar abermals eine Ablehnung erkennbar ist, könnte es sein, dass er dadurch in Unsicherheit gerät und gedanklich verschiedene inhaltliche wie sprachliche Alternativen prüft. Da er den turn trotzdem behält und durch weitere sprachliche Realisierungen einen turn-Wechsel wahrscheinlich verhindern möchte, könnte es zu beschriebenen Formulierungsproblemen kommen. Letztere Hypothese wird außerdem dadurch wahrscheinlicher, dass nach der ersten positiven Reaktion, der Hörrückmeldung in Zeile 0190, der Arzt seinen turn weiterführt und sich die syntaktische Form wie auch der inhaltliche Zusammenhang schlagartig verbessern. Dies könnte zwar auch durch den gewonnen Zeitraum begründet sein, den der Arzt durch die Artikulation der patientenseitigen Hörrückmeldung erhält, aber da die Zeitspanne für ein geäußertes *ja* sehr kurz ist und zudem keine weitere Pause vorliegt, tendiere ich zur anderen These, welche eine fehlende Zustimmung als Ursache vermutet.

Ab Zeile 0191 geht der Arzt noch näher auf die Medikation ein und weist den beiden Komponenten Tropfen und Tabletten ihre jeweiligen Funktionen zu. Hierbei fällt auf sprachlicher Seite zunächst die betonte Konjunktion *UND* auf, mit welcher er beide Teile der Therapie inhaltlich und syntaktisch zusammenführt. Es lässt sich eine Verknüpfung zum Anfang der Therapievermittlung ziehen, als der Arzt in Zeile 0174 mit einer Betonung auf *ZWEI dinge* hinwies, die er vorschlagen würde. Da die Neuraltherapie als eine Komponente nun ausgefallen ist, hat er sie wie in Zeile 0186 angedeutet (*ähnliches*) durch ein anderes Mittel ersetzt und somit stellt die Konjunktion vermutlich einen inhaltlichen Rückbezug her. Zweitens bestärkt die Intonation den Satz prosodisch in seinem Feststellungs- und Aussagecharakter und lässt damit, wie bereits oben beschrieben, kaum Alternativen zu. Damit schließt der

Arzt mögliche Verhandlungs- oder Besprechungsangebote aus und stellt seinen Vorschlag letztlich als schon akzeptierte Tatsache dar. Die Form der festen Aussage wird dabei zudem durch die stark fallende Intonation zum Satzende hin unterstrichen.

Anschließend kommt es zu einer kleinen Simultanphase, als der Arzt Zustimmung bzw. Aufmerksamkeit in Form eine Hörrückmeldung einfordert (*ne?*) und die Patientin dieser Aufforderung durch eine parallele Verbalisierung dessen (*mhm*) zuvor kommt. Dabei sind beide Äußerungen als erwartbar und für jeden Gesprächspartner sinnvoll zu beschreiben. Der Arzt sucht vermutlich trotz der prinzipiellen Bereitschaft, welche die Patientin in Zeile 0190 geäußert hat, nun auch eine Zustimmung zur detaillierten Beschreibung der Therapie, um eine möglichst große compliance zu erreichen. Die Patientin hingegen ist wahrscheinlich nach dem Konflikt (0182-0184) und der Anmerkung des Arztes (0185), mit welcher er vermutlich seine Verärgerung zum Ausdruck brachte, auf eine kompromissreichere Kommunikation bedacht. In diesem Zusammenhang kann ihr die Therapie des Arztes auch vollkommen egal sein, solange dies keine körperlichen Eingriffe bedeutet, da sie in ihrer Rolle als standardisierte Patientin im Projekt die Therapie definitiv nicht ausführen wird. Die anzunehmende größere Kooperationsbereitschaft spiegelt sich zudem durch die Hörrückmeldungen in den Zeilen 0193 und in 0196 wieder.

5.3.4. Konsequenzen der Therapie und mögliche Folgebehandlungen

Nachdem der Arzt eine Zustimmung von Patientenseite erhalten hat, fährt er mit seinem Vortrag zur Therapie fort und geht dabei zum nichtmedikamentösen Bereich über. Er spielt noch einmal darauf an, dass die Patientin diese Präparate heute zu sich nehmen müsse und anschließend morgen Vormittag eine neue Konsultation stattfinden würde. Hier zeigt sich erneut der individuelle Kommunikationsstil des Arztes, seine Therapievorschläge in Aussagesätzen zu formulieren und dabei nicht nur seine, sondern ebenfalls die Handlungen der Patientin als feststehende Tatsachen zu beschreiben, auch wenn diese zukünftig und noch nicht abgesprochen sind. Auf die Möglichkeit, dass die Patientin beispielsweise am nächsten Vormittag einen anderen Termin haben könnte, geht er gar nicht ein. Stattdessen liegt es nahe, dass er sich vom Gegenüber eine

Zustimmung zu seinem Vorschlag durch eine positive Hörrückmeldung erhofft, was in diesem Fall in Zeile 0196 zutrifft.

Mit der ungewöhnlichen Formulierung seiner Therapieempfehlungen in Aussagesatzform baut er meiner Ansicht nach einen Druck auf die Patientin auf, da durch die sprachliche Form ein Widerspruch schwerer zu entgegnen ist, als dies im Rahmen einer Frage möglich wäre. Eine Negation würde überspitzt formuliert eine Ablehnung von faktischen Tatsachen bedeuten, welche der Arzt zuvor erläutert hat. Dies ist gerade im Rahmen eines institutionellen Gespräches nur sehr bedingt möglich und wird durch die Redeweise des Arztes weiter erschwert.[82]

Während der Arzt seinen turn fortführt, geht er nun konkreter auf die möglichen Konsequenzen für die Patientin in Folge der Therapie ein. Durch die Verwendung der kausalen Konjunktion *wenn* weist er erst einmal inhaltlich auf die Folgen eines positiven Verlaufs hin (0197-0200). Auch hier formuliert der Arzt die Informationen im Rahmen eines Aussagesatzes, dessen propositionaler Gehalt damit als logische und unveränderliche Tatsache dargestellt wird. Als Gegensatz dazu beschreibt er ebenfalls mit der Konjunktion *wenn* einleitend die Konsequenzen eines unbefriedigenden Therapieverlaufes (0200-0207). Hierbei fällt der artikulierte Verweis auf das Röntgeninstitut (0202) und die damit verbundenen Schichtaufnahmen (0203) besonders auf. Im Zusammenhang mit dem Projekt der Universitätsklinik Düsseldorf und im Vergleich zu den protokollierten Reaktionen anderer Ärzte kann diese Folgerung durchaus als ungewöhnlich und drastisch bewertet werden. In den Bemerkungen anderer Ärzte, welche einerseits im Rahmen der Konsultationen aber auch in den anschließenden Interviews zu Kopfschmerzbehandlungen geäußert wurden, wurde fast durchgängig darauf hingewiesen, dass Schichtaufnahmen als teures

---

82 Unter Zuhilfenahme der Sprechakttheorie kann die Hypothese vertreten werden, dass der Arzt direktive als repräsentative Sprechakte tarnt und durch diese indirekten Sprechakte als scheinbare Versprachlichung der Wirklichkeit seine Aufforderungen übermittelt. Auch dies deutet darauf hin, dass der Arzt durch sein sprachliches Handeln nahezu automatische Akzeptanz und Folgsamkeit vom Patienten erwartet.

und aufwendiges Untersuchungsinstrument eher als ‚Ultima Ratio' zu verstehen seien.

Besonders da es im Zusammenhang mit Kopfschmerzen noch viele andere Bereiche gibt, die vom Allgemeinarzt selber oder aber von Fachärzten wie beispielsweise dem Neurologen untersucht werden können, kann hier durchaus die Frage gestellt werden, ob die angesprochenen Schichtaufnahmen noch andere Äußerungsursachen als eine möglichst vollständige Aufklärung im Rahmen der medizinischen Therapie haben. Meiner Ansicht nach sind hier zwei prinzipielle Möglichkeiten in Betracht zu ziehen. Erstens kann dies der Ausdruck einer gewissen Ratlosigkeit in Verbindung mit dem Versuch einer Arbeitsvermeidung sein. Der Arzt hat festgestellt, dass der Fall anscheinend komplizierter ist und es keine leichte Problemlösung gibt. Da er in Zeile 0139 bis 0143 bereits seine aktuelle Arbeitslast veranschaulicht hat, ist es also durchaus möglich, dass der Arzt bei dieser neuen Patientin weitreichende Untersuchungen oder die Übernahme einer Weichenfunktion, wie sie dem Hausarzt heute immer mehr zugedacht wird, nicht übernehmen möchte.

Zweitens besteht die Eventualität, dass der Arzt mit dem Verweis auf die aufwendige und teure Folgeuntersuchung die compliance für die von ihm vorgeschlagene Therapie erhöhen möchte. Es kommt hinzu, dass mit diesem medizinischen Verfahren automatisch schlimmere Erkrankungen im Gehirnbereich (z.B. Tumor) assoziiert werden und somit ein psychischer Druck auf Seiten der Patientin erzeugt werden könnte. Die These wird zudem gestützt durch die Wortwahl des Arztes. Er bezeichnet diese zweite Untersuchungsinstanz nach kurzen Verzögerungssignalen (*eh*) in Zeile 0201 und 0202 als *röntgeninstitut*. Das ist ein Begriff, der nicht nur ungewöhnlich formal wirkt und auf eine hochwissenschaftliche Institution verweist, sondern dadurch auch eine gewisse Autorität vermittelt. Aus diesen Gründen ist es wahrscheinlich, dass der Arzt den Begriff bewusst verwendet, um sich in seinem Therapiekonzept auf die höhere Autorität zu berufen und damit seine eigene Äußerung gegenüber der Patientin zu festigen.[83]

---

[83] Dieses Prinzip wird, wie bereits im Bereich der medizinischen Kommunikation angedeutet, in der Regel eigentlich von Patienten verwendet, um Informationen

Weiterhin ist es ungewöhnlich, wie ausführlich der Arzt im Folgenden auf die doch noch sehr hypothetische Untersuchung im Röntgeninstitut eingeht. Er beschreibt den Vorgang (0204-0205: *in eine röhre legen*), verwendet zweimal in kurzen Abständen das gleiche semi-professionelle Fachwort zur Erläuterung der Untersuchung (0203 und 0207: *schichtaufnahme*) und beschreibt schließlich sogar relativ detailliert die notwendige Zeit (Zeile 0206: *eine stunde, zwei stunden*). Im Kontrast zu der in Zeile 0198 angedeuteten und bei ihm stattfindenden Folgeuntersuchung am nächsten Tag, zu der er keine weiterführenden Aussagen macht, fallen die Ausführungen zur möglichen Schichtaufnahme doch als sehr ausführlich auf. Die Verwendung des Verbs *schicken* in Zeile 0202 im Zusammenhang mit der Überweisung scheint die Patientin zudem zu objektivieren und sie als den Untersuchungsinstanzen ausgeliefert darzustellen. Schließlich muss auch erwähnt werden, dass die Benutzung des Modalverbs *müssen* (0204), welches ebenfalls einen kausalen wie sprachlichen Druck aufbaut und eine Gefahrensituation heraufbeschwört, verglichen mit dem bis dahin bekannten Zustand der Patientin unangemessen und dramatisch überhöht zu sein scheint.

An dieser Stelle ist außerdem verwunderlich, dass der Arzt die Patientin bei einer deutlichen Besserung der Symptome am nächsten Tag untersuchen möchte, obwohl dies eher bei einer Verschlechterung des Gesundheitszustandes zu erwarten wäre. Ob der Arzt mit dieser Aussage ein Serviceangebot verknüpfen möchte, mit der er vielleicht auch eine verstärkte Kundenbindung erreichen will, oder ob die Patientin mit diesem Angebot zusätzlich zur Annahme des Therapievorschlages gebracht und ihre compliance erhöht werden soll, kann im Rahmen dieser Transkriptstelle nicht eindeutig geklärt werden. Unabhängig davon erwähnt der Arzt die Folgeuntersuchung und deren mögliche Konsequenzen innerhalb dieses Gesprächsabschnittes nicht mehr. Erst gegen Ende des Gesprächs in Zeile 0318-0320 kommt er noch einmal auf die mögliche zweite Konsultation zu sprechen, gibt dafür sogar einen konkreten Zeitpunkt an und macht das Angebot nicht mehr von einem positiven oder negativen

---

als angemessen und fachlich zu untermauern. Dies schließt eine Nutzung von Ärzten zu anderen Zwecken, wie es hier wahrscheinlich der Fall ist, aber sicherlich nicht aus.

Krankheitsverlauf abhängig. An dieser Stelle kann relativ eindeutig von einem verbesserten medizinischen Betreuungsangebot im Rahmen einer hausärztlichen Behandlung gesprochen werden, während dies bei der ersten Erwähnung aufgrund des sprachlichen Umfeldes, das großen Druck auf die Patientin aufbaut, weiterhin unklar bleibt.

In keiner Hypothese erschöpfend zu deuten, ist der eigene Wortabbruch in Zeile 0203 (*kop/*), dem ein Seufzen und schließlich eine erneute Artikulation (0204: *kopf*) folgt. Dies kann hypothetisch neben rein atemtechnischen Gründen oder Formulierungsplanungen auch in einer gewollten Dramatisierung des Arztes begründet sein, die hier ihren prosodischen Niederschlag finden würde. Eine mögliche Selbstkorrektur aufgrund einer eigenen Unzufriedenheit mit der bisher getätigten Äußerung oder die Erkenntnis einer inhaltlichen Unangemessenheit halte ich an dieser Stelle für ausgeschlossen, da der Arzt anschließend bis Zeile 0207 mit detailreichen Erläuterungen und ohne auffällige Änderungen seines Sprachstils fortfährt. Auch die Möglichkeit einer Forderung nach einer Aufmerksamkeit oder Zustimmung signalisierenden Hörrückmeldung halte ich für unwahrscheinlich, obgleich diese direkt von der Patientin nach dem Seufzen des Arztes geäußert wird. Hier befindet sich der Arzt vermutlich zu sehr in seinen Ausführungen, als dass er ein Weiterreden mittels eines Wortabbruches und anschließendem Seufzen so deutlich von der Patientinnenreaktion abhängig machen würde, auch wenn diese für ihn an dieser Stelle sicherlich nicht unwichtig ist.

Somit bleibt abschließend festzuhalten, dass der Arzt ein genaues und wahrscheinlich unheilvoll wirkendes Bild einer Folgeuntersuchung entwirft, falls die Therapie bis zum nächsten Tag nicht anschlagen sollte. Das Ziel ist meiner Meinung nach ziemlich eindeutig der Aufbau eines Erwartungs- und Handlungsdrucks gegenüber der Patientin, die damit zur Annahme der Therapie gedrängt werden soll. Neben einer vom Arzt vermutlich erhofften Steigerung der compliance kann es durchaus zu der Nebenwirkung kommen, dass die Patientin aus Angst bzw. zu großem Druck einer weiteren Behandlung oder Untersuchung fernbleiben könnte, auch wenn die Beschwerden noch nicht gelindert sein würden. Ob auch dies vom Arzt beabsichtigt sein könnte, kann aufgrund fehlender anderer Hinweise nicht geklärt werden.

Die Rolle der Patientin in dieser Gesprächspassage ist nur äußerst vorsichtig zu beurteilen. Obwohl der Arzt besonders ausführliche Beschreibungen zu einer möglicherweise folgenreichen Untersuchung artikuliert und mit verschiedenen sprachlichen Mitteln einen großen Druck aufbaut, bleibt die Patientin überraschend inaktiv. Während der ausführlichen Erläuterung vom Arzt zur möglichen Schichtaufnahme ist lediglich eine Hörrückmeldung von ihr platziert und diese ist je nach Deutung des Seufzens (0203) sogar gefordert. Weiterhin hat die zurückhaltende Patientenäußerung nicht nur eine neutrale mehr auf Aufmerksamkeit hinweisende Funktion wie beispielsweise ein *mhm* es hätte, sondern impliziert durch das *ja* zudem eine mögliche inhaltliche Zustimmung. Ansonsten ist keine sprachliche Äußerung oder ein entsprechender Ansatz zu bemerken und ein nonverbales Verhalten kann hier aufgrund der nur akustischen Aufnahme nicht mit in die Analyse einbezogen werden. Die unauffällige und passive Haltung erscheint merkwürdig, da die Eventualität einer Schichtaufnahme für eine ‚normale' Patientin womöglich ein Grund wäre, sich zu äußern und innerliche Besorgnis zu verbalisieren. Auch im weiteren Verlauf des Gesprächs nach dieser Transkriptstelle äußert die Patientin weder große Besorgnis noch Protest. Das braucht und soll die standardisierte Patientin je nach Typus und Situation zwar nicht unbedingt, doch hat das unnatürlich reaktive Verhalten sehr wahrscheinlich einen, wenn auch nur schwer fassbaren Einfluss auf den Gesprächsverlauf und die weiteren Ausführungen des Arztes in formaler wie inhaltlicher Hinsicht.

Doch trotz dieses unnatürlichen und künstlichen Einflusses von Patientinnenseite, wie es an dem vorliegenden Beispiel ansatzweise deutlich wurde, können die Äußerungen des Arztes meiner Einschätzung nach als natürlich angesehen und daher im Anschluss beispielhaft für eine machttheoretische Einteilung genutzt werden.

5.4. Machttheoretische Einordnung

Um eine breit angelegte Untersuchung mit möglichst uneingeschränkter Perspektive vornehmen zu können, wurde die linguistische Analyse zunächst zwar mit Verweisen auf die medizinisch-institutionellen Rahmenbedingungen durchgeführt, aber ohne Einbeziehungen des machttheoretischen Konzeptes. Im Anschluss soll nun der Fokus auf die Übertragung einzelner sprachlicher Elemente in die zuvor erarbeiteten Dimensionen sprachlicher Erscheinungsformen von Macht gerichtet werden. Dabei ist anzumerken, dass nicht jedes sprachliche Merkmal aus der Analyse zugeordnet werden kann und zudem die Möglichkeiten von Überschneidungen oder Doppelbedeutungen gegeben sind.

5.4.1. Prosodische Dimension

Insgesamt ist auffällig, dass der Einsatz prosodischer Mittel in den analysierten Abschnitten nicht übermäßig häufig und zudem stets an für das Gespräch relevanten Stellen erfolgt ist. Daher kann hier durchaus ein bewusster Einsatz vermutet werden. Im analysierten Transkript bezieht sich die Anwendung der prosodischen Dimension im Rahmen eines bewussten Einsatzes besonders auf das Sprechtempo, die Intonation und die Quantität der sprachlichen Äußerungen.

Bereits in Zeile 0010 ist zu konstatieren, dass der Arzt seine Unterbrechung durch eine schnellere Äußerungsweise unterstützt und unter anderem damit sein Ziel der turn-Übernahme erreicht. Nach der Analyse kommt dem sprachlichen Mittel die Funktion zu, den vom Arzt gesetzten Einschub, der schließlich in eine Unterbrechung mündet, durch erhöhtes Sprechtempo zügig als inhaltlich relevanten turn zu etablieren. An einer anderen Stelle im Gespräch (0187-0189) nutzt der Arzt schnelleres Sprechen höchstwahrscheinlich, um einen turn trotz inhaltlicher Wiederholung und zahlreichen Verzögerungssignalen zu behalten und der Patientin keine Gelegenheit für einen sprachlichen Einsatz zu geben. Somit wird auch hier erhöhtes Sprechtempo dafür verwendet, dass der Arzt durch vermehrte sprachliche Produktion das Rederecht zu seinen Gunsten beeinflussen will. Als Drittes schließlich sind die Zeilen 0179 bis 0180 zu nennen, in welchen der Arzt durch die rasche Aussprache vermutlich ein unangenehmes Detail (*von der von der wirbelsäule*) übergehen möchte.

Im weiteren Verlauf fallen zusätzlich die zahlreichen Betonungen ins Auge, welche gewisse Wörter und deren Inhalt in einem längeren Zusammenhang hervorheben sollen. Einmal wird dadurch in Zeile 0041 eine continuer-Funktion verstärkt, die Patientin weiter zum Reden animiert und der turn bewusst bei ihr gelassen. An einer anderen Stelle haben Betonungen die Aufgabe, Äußerungen als feste Tatsachenbeschreibungen darzustellen (0192) oder geänderte Gesprächsverläufe (0173-0174) zu etablieren und mögliche Widerstände diesbezüglich zu verhindern. Eine gänzlich andere Funktion hat dabei die Intonation in 0184 (*NEE?*), mit welcher der Arzt durch Betonung und Lautstärke einen sprachlichen Druck erzeugen möchte, um die Patientin zur Annahme des Therapievorschlages zu bewegen.

Schließlich muss auch noch auf die Quantität der Ausführungen hingewiesen werden, die an für sich kein rein prosodisches Merkmal ist, aber in der Bedeutung der Menge sprachlicher Produktion in dieser Dimension am besten erfasst werden kann. Die vorliegende Dominanz des Arztes in Bezug auf Redezeit ist hierbei noch nichts Besonderes, da dieses Faktum von der Forschung vielen Arzt-Patienten-Interaktionen zugeschrieben wird. Jedoch können die längeren Beiträge des Arztes in manchen Gesprächsstellen statt des Wissenstransfers auch beeinflussende Funktionen innehaben. Im Gesprächsabschnitt zur Neuraltherapie (0173-0181) hat die längere Ausführung vermutlich Überzeugungscharakter. Durch vermehrte sprachliche Produktion soll die Patientin schließlich zu einer Zustimmung gebracht werden, auch wenn der Inhalt wesentlich übersichtlicher und strukturierter hätte zusammengefasst werden können. An anderer Stelle hat die Länge des turns die Funktion mehrere Symptome zusammenfassen und geschlossen als Frage zu präsentieren (0048-0052). Diese vermutete Vorgehensweise hat zunächst eine zeitsparende Funktion, da somit ein ganzer Themenkomplex trotz Ausdifferenzierung zügig beantwortet werden kann. Gleichzeitig aber beraubt der Arzt die Patientin ihrer Vielfalt sprachlicher Produktionsmöglichkeiten. Eine ausführliche, Themen übergreifende und differenzierte Erwiderung fällt durch den langen turn des

Arztes schwerer und die möglichen Antworten werden größtenteils auf Zustimmung oder Ablehnung reduziert.

Zusammenfassend lässt sich sagen, dass die prosodische Dimension in ihrer Anwendung im Gespräch vielfach die Aufgabe einer Hilfsdimension übernimmt, da sie es dem Arzt erleichtert Themen zu wechseln, das Rederecht an sich zu reißen oder im Rahmen von normativen Bestimmungen Feststellungen und Vermutungen zu äußern.

5.4.2. Kognitive Dimension

Kognitive Elemente sind im vorliegenden Transkript besonders im Rahmen der beiden Therapievorschläge zu beobachten. Der Arzt nutzt hier zur Beschreibung der Therapie die Begriffe *neuraltherapie* (0175) und *quaddeltherapie* (0176). Auch wenn dies sicherlich keine Fachwörter im engeren Sinne sind, so sind sie der Patientin wahrscheinlich unbekannt. Während ‚Neuraltherapie' noch ungefähr einen Einsatzbereich umschreibt, unter welchem die Patientin sich etwas vorstellen kann, ist ‚Quaddeltherapie' ein umgangssprachlich klingender Begriff, der zudem den meisten Patienten unbekannt sein dürfte. Obwohl der Arzt im weiteren Verlauf diese Behandlungsform etwas näher erläutert (0176: *schmerzmittel* / 0178: *unter die haut spritzen*), bleibt es dennoch insgesamt nur eine sehr vage Therapieerörterung und basiert im Wesentlichen auf den genannten Fachausdrücken. Durch deren Verbalisierung betont er neben dem Inhalt zusätzlich sein Expertenwissen, was er der Patientin auf diese Weise präsentiert und damit vermutlich die patientenseitige Therapieakzeptanz aufgrund des Vertrauens in seine ärztliche Kompetenz erhöhen möchte.

Weiterhin zeigt der Arzt sein Expertenwissen im Zusammenhang des zweiten Therapievorschlages (0186-0193) und der anschließenden Erläuterung zu den Konsequenzen (0197-0207). Indem er die Medikamente anhand ihrer Wirkweise und Verabreichungsform erklärt, schöpft er notwendigerweise aus seinem Expertenwissen, da eine Aufklärung anders gar nicht möglich wäre. Aber dennoch demonstrieren diese Ausführungen dem Patienten auch, dass der Arzt der Fachmann ist, der den Laien belehrt.

Zusätzlich auffällig ist die Beschreibung der Schichtaufnahmen in Zeile 0203 bis 0207. An dieser Stelle geht der Arzt näher auf ein spezielles Thema ein, was in dieser Ausführlichkeit für die aktuelle Behandlung und den derzeitigen Zustand der Patientin eigentlich völlig belanglos ist. Indem er aber die Details ungefragt dem Patienten vor Augen führt, stellt er klar, dass er über ein Fachwissen über die Behandlung und die Therapie hinaus verfügt, welches für den Patienten von großer Wichtigkeit sein kann. Um seine Therapie durchzusetzen und eine möglichst große patientenseitige Akzeptanz zu schaffen, verdeutlicht er seinen Status als Experte der vorliegenden Thematik.

Schließlich verdeutlicht der Arzt auch in der gesamten Anamnese sein Fachwissen, auch wenn dies eher hintergründig und ohne sichtbaren Einsatz von Fachwörtern geschieht. Dennoch ist jede Frage und jede artikulierte Einschätzung die Demonstration eines Arbeitsprozesses auf Seiten des Arzts, der die gewonnenen Informationen in einer Weise auswertet, wie es der Patient nicht kann. Sicherlich ist das konstitutiv für eine medizinische Konsultation und auch der Grund für den Besuch des Patienten, aber trotzdem kann dies Auswirkungen auf das kommunikative Reaktionsverhalten des Gegenübers haben. Wo jedoch in diesem Zusammenhang der Einfluss der Rahmenbedingungen und der Rollenerwartung aufhört und sprachliche Machtmittel anfangen, kann mit dem vorliegenden Material nicht geklärt werden.

5.4.3. Normative Dimension

Die Verwendung der normativen Machtdimension zeigt sich zunächst in der vom Arzt vorgenommenen Strukturierung des Gesprächs in die Phasen Anamnese, Diagnose und Therapie. Er allein bestimmt Beginn und Ende der einzelnen Behandlungsteile sowie deren jeweilige Problemstellung und Zielsetzung. Da die einzelnen Konsultationsphasen jeweils eigene sprachliche Muster fordern, wie beispielsweise die Anamnese meist ein Wechselspiel aus Fragen und Antworten ist oder die Diagnose meist ein Monolog von ärztlicher Seite, determiniert er somit auch den sprachlichen Rahmen der Konsultation insgesamt.

Die Nachdrücklichkeit und die Dominanz, mit welcher der Arzt die einzelnen Gesprächsphasen initiiert, fällt sofort ins Auge. Bereits in Zeile 0010 beendet er mithilfe einer Unterbrechung das Eingangsstatement der Patientin und beginnt durch das Frage-Antwort-Muster seine gewünschte Form der Anamnese. Dieses

Schema strukturiert die Kommunikation trotz einiger Konflikte im gesamten Untersuchungsprozess. Auch der Übergang zur Diagnose und deren sofortiger Abbruch in Zeile 0173 vollzieht allein der Arzt. Hierbei ist besonders auffällig, dass sein Einfluss auf die Gesprächszielsetzung, die in einem Arzt-Patienten-Gespräch normalerweise die Bestimmung der Krankheit als wichtigen Aspekt umfasst, so groß ist, dass er die Diagnose zunächst einfach übergehen und direkt die Therapie einleiten kann (0173). Zwar nimmt er im späteren Verlauf des Gesprächs diese Phase mit diagnostischen Einschätzungen wieder auf (z. B. 0244), aber dennoch ignoriert er sie erst einmal, um sich praktisch ohne artikulierte Grundlage der Therapie zuzuwenden. Somit konnte der Arzt – vermutlich aufgrund von Unkenntnis bezüglich der Erkrankungsursache – die Zielsetzung des Gesprächs so festlegen, dass eine Leidenslinderung das oberste und vorerst einzige Ziel ist und sich die Klärung des körperlichen Zustandes der Patientin diesem unterordnet.

In der Therapiephase bestimmt der Arzt auch alle Komponenten der Problemlösung. Obwohl dies anfangs an den Rahmenbedingungen der Studie scheitert (0182-0184), so kann er schließlich doch seine Vorstellung – wenn auch leicht abgewandelt – im Rahmen einer Therapie voll durchsetzen (0185-0193). Sicherlich muss hierzu angemerkt werden, dass diese Problemlösungskompetenz unter anderem der Grund eines Arztbesuches ist. Doch gerade in diesem Zusammenhang muss auf die Konfrontation (0182-0184) und auf die anschließende höchstwahrscheinlich kritisch gemeinte Aussage des Arztes (0185: *sind sie kein freund von ne?*) hingewiesen werden, da der Arzt hier seine normative Machtposition gefährdet sieht und mit sprachlichen Mitteln wie Betonungen, Unterbrechungen und suggestiven Fragen darum kämpft. Schließlich löst er die spannungsgeladene Situation, in dem er einen leichteren Weg wählt: die Verschreibung eines Medikamentes (0185 ff.). Im Bewusstsein, dass diese Therapieform meist von jedem Patienten akzeptiert wird, scheint dies ein vom Arzt gewählter Ausweg zu sein, um doch noch eine von ihm initiierte Problemlösung durchzusetzen. Dabei ist auf eine ärztliche Äußerung in Zeile 0186 hinzuweisen (*ähnliches Mittel*), mit welchem er die Zusammenhänge beider Therapievorschläge betont und meiner Einschätzung nach neben einer sachlichen Information seine Problemlösungskompetenz stärken und so die vorherige Niederlage abschwächen möchte.

Als letztes Beispiel soll noch einmal auf die Anamnese zurückgegriffen werden. Denn auch in den Zeilen 0048 bis 0052 demonstriert er der Patientin seine normative Vormachtstellung. Wie in der Analyse angesprochen, stellt er trotz der eindeutigen Ablehnung der Patientin bezüglich des Zusammenhangs zwischen Nackenverspannungen und Kopfschmerzen (0043-0046) eine dementsprechende Frage. Hiermit ignoriert er nicht nur die Eingabe der Patientin, sondern verweist zudem auf seine normative Definitionskompetenz. Unter indirektem Verweis auf sein Expertenwissen demonstriert er mit dem Nichtbeachten ihres Gesprächsbeitrages und seiner anschließenden längeren Äußerung, dass er allein eine Krankheitsursache ausschließen kann und Patienteneingaben zu dem Thema nicht gelten lässt. Dies kann daher ebenfalls als Beispiel für die normative Dimension sprachlich vermittelter Macht angesehen werden.

5.4.4. Autoritativ-Administrative Dimension

Die autoritativ-administrative Dimension ist mit ihren weitläufigen Bereichen Rederechtverteilung und Themensteuerung das am häufigsten genutzte und auffälligste Merkmal der sprachlichen Erscheinungsformen von Macht in diesem Gesprächsrahmen. Besonders die Kontrolle über die angesprochenen Themen ist von starken Machtmanifestationen durchzogen und wird, wie es im Kapitel zur medizinischen Kommunikation erläutert wurde, in der Anamnese am deutlichsten sichtbar. Ab Zeile 0010, in welcher der Arzt mit seiner Unterbrechung offiziell die Anamnese nach klassischem Muster einleitet, versucht er konstant die Wahl der Themen zu steuern. Spontane Themenwechsel von seiner Seite zeigen sich beispielsweise bei der Nachfrage nach weiteren Migränesymptomen (0020-0022), der Schmerzdauer (0029) oder der bisherigen Krankengeschichte in Bezug auf Kopfschmerzen (0030). Hierbei ist jeder Wechsel der Detailthemen vom Arzt initiiert. Wie in der Analyse gezeigt wurde, ist die Themenwahl des Arztes an einem anamnestischen Schema und an Diagnosevermutungen ausgerichtet, was für die Patientin oft unverständlich ist und sich schließlich in Verzögerungen und Pausen (z. B. 0011-0012 oder 0031) widerspiegelt. Nachdem der Arzt durch seinen Eingriff in Zeile 0010 die Eingangsrede der Patientin unterbrochen und damit eine spontane Aufzählung von subjektiven Erlebnissen und Informationen verhindert hat, übernimmt er die volle Kontrolle über die thematische Strukturierung. Wie starr er sich daran ausrichtet, zeigt sich zudem in Zeile 0029 bis 0030, als der Arzt auf die Dauer der Kopfschmerzen zu sprechen kommt. Eine in Zeile 0007 geäußerte Angabe dazu wurde vom Arzt in keinster Weise in das Gespräch einbezogen, und erst als er es für wichtig erachtet, wird das Thema besprochen.

Weiterhin zeigt er insgesamt keine sprachliche Reaktion auf die Antworten der Patientin, sondern geht direkt zum nächsten Themenbereich über (z. B. 0020 oder 0029). Dieses Verhalten hat seine Begründung vermutlich im schon erläuterten zeitlichen Druck, unter dem der Arzt steht, und der ihn treibt, die Anamnese möglichst schnell und effizient durchzuführen. Hierfür braucht er die Themenkontrolle, die er daher im Gespräch unnachgiebig durchsetzt.

Der zweite große Bereich der autoritativ-administrativen Dimension betrifft die Rederechtorganisation. In diesem Kontext muss erneut auf die Zeile 0010 verwiesen werden, in welcher der Arzt die Patientin gleich zu Gesprächsbeginn und in ihrer ersten ausführlichen Erläuterung nach bereits 5,6 Sekunden unterbricht und damit seinen Anspruch auf das Rederecht bzw. die Kontrolle der turn-Verteilung untermauert. Ein solches Verhalten ist insbesondere in der Anamnese weiter zu beobachten. Mit vermehrt platzierten Hörrückmeldungen versucht der Arzt die Patientin in ihren Ausführungen zu einem frühen Ende zu bewegen (z. B. 0016-0018) und er setzt mehrmals in vermuteten Gesprächspausen der Patientin ein (z. B. 0046) oder unterbricht sie direkt, um den turn an sich zu reißen (neben Zeile 0010 auch Zeile 0034). Ein weiteres Mittel des Arztes, sich die Steuerung des Rederechts auch über einen längeren Zeitraum und sogar über Patientenäußerungen hinweg zu sichern, besteht in der häufigen Formulierung von Entscheidungsfragen (z. B. 0020-0022). Diese verlangen in der Regel nur eine kurze Antwort des Gesprächspartners und ermöglichen es dem Arzt so, seinen turn schnell wieder aufzunehmen und zur nächsten Frage überzugehen.

Eine Abwandlung des Prinzips zeigt sich in der Anamnese durch die Formulierung von Aussagesätzen (z. B. 0029-0030), denen die Patientin nur durch eine Hörrückmeldung zustimmen muss, um eine Information zu übermitteln. Das Verfahren beschränkt die Patientin in ihrer sprachlichen Produktion und verhilft dem Arzt gleichzeitig dazu, seinen turn zu behalten, da er in seiner sprachlichen Produktion die Patientin nur mittels Atempause und eventuell nonverbalem Verhalten zur kurzen Zustimmung aufzufordern braucht und diese lediglich durch eine Hörrückmeldung oder ebenfalls ein nonverbales Signal übermittelt werden kann. Zu Widerstand der Patientin kommt es in größerem Ausmaße nur einmal in Zeile 0024. Hier setzt sich die Patientin durch erhöhte Lautstärke und eine stärkere Betonung gegen den Arzt durch, aber ansonsten beherrscht der Arzt weitestgehend die Organisation des Rederechts.

Durch dieses sehr restriktive Verhalten bezüglich Rederechtverteilung und Themenstruktur versucht der Arzt die Feinstruktur der Konversation stets unter Kontrolle zu behalten und damit seine Gesprächsziele umzusetzen. Da er im Vergleich zu anderen Behandlungsmöglichkeiten eine eher vielschrittige Anamnese und Untersuchung durchführt, muss er, um seinem zeitlichen Druck entgegen zu kommen, das Gespräch kontrollieren. In der ausgeprägten Nutzung dieser Machtdimension zeigt sich der Konflikt zwischen Zeitdruck und der Wahl der Behandlungskonzepte daher am ehesten.

5.4.5. Außersprachliche Dimension

Für den Beleg der fünften Dimension, den Verweis auf außersprachliche Machtquellen, kann im Rahmen der Transkriptausschnitte nur auf eine konkrete Stelle verwiesen werden. Dabei handelt es sich um die Konsequenzenbeschreibung der Therapie (0197-0207) und insbesondere die damit verbundene, mögliche Überweisung an ein ‚Röntgeninstitut' (0200-0207). Mit der ungewöhnlich ausführlichen und kontrastierenden Darstellung der Therapiefolgen deutet der Arzt Handlungen an, die in diesem Falle nur er vornehmen kann: eine nochmalige Untersuchung oder eine Überweisung.[84] Auf diese Weise

---

[84] Sicherlich wäre theoretisch auch ein anderer Arzt dazu in der Lage, aber ein spontaner Arztwechsel wäre im Rahmen der aktuellen Behandlung eher ungewöhnlich und ein sehr drastischer Schritt. Zudem verweist der Arzt, um dies auszuschließen, darauf, dass die Patientin morgen vorbeikommen müsse und hat

demonstriert er der Patientin, dass er in der Lage ist, notwendige Handlungen durchzuführen bzw. die Genehmigung und Erfahrung dafür besitzt. Diese organisatorische Möglichkeit der weiteren Behandlung und seine Erlaubnis Überweisungen ausstellen zu dürfen, können hier durchaus als außersprachliche Machtquellen angesehen werden, da die Patientin auf diese möglichen Handlungen des Arztes im Rahmen einer weiteren Behandlung angewiesen wäre.

Mithilfe der Ausführlichkeit dieser Darstellung und des damit verbundenen Verweises auf eine außersprachliche Autorität und Machtquelle versucht der Arzt die compliance zu erhöhen und diesbezüglich Druck auf die Patientin auszuüben. Da es sich um eine standardisierte Patientin als Gesprächspartnerin handelt, die bei diesem Arzt ohnehin keine weitere Behandlung haben wird, kann er damit allerdings keinen Erfolg bei ihr erzielen. Sie hat keinen wirklichen Leidensdruck, weshalb sie nicht auf den Arzt angewiesen ist und somit der Beeinflussungsversuch von ärztlicher Seite in diesem Fall nicht funktionieren kann. Lediglich durch die passive Art der Patientin und ihre grundsätzlich konfliktscheuende Haltung, die sich später in einer Zustimmung zeigt (0196, 0198 und 0204), scheint der Arzt sein Ziel zu erreichen. Bei einer ‚normalen' Patientin wäre dies womöglich auch geschehen, allerdings vermutlich eher unter dem Druck dieser Machtdimension.

5.4.6. Versteckte Macht?

In Bezug auf die offene oder versteckte Artikulation sprachlicher Erscheinungsformen von Macht, wie es in Kapitel 2.5.2 angesprochen wurde, kann hier eine Einordnung aufgrund des umfangreichen Gebietes nur angerissen werden. Im Verlauf der Analyse wurde ersichtlich, dass die sprachlichen Phänomene, welche Macht in einer gewissen Form ausdrücken, aggressiver oder indirekter gestaltet werden können. So fallen von ärztlicher Seite die erste Unterbrechung und die Etablierung der Anamnesestruktur in Zeile 0010, die Dominanz der Themen (z.B. 0020 oder 0029) oder auch die ausführliche

---

von ihr diesbezüglich schon eine Hörrückmeldung erhalten, welche zumindest nicht als Negation aufgefasst werden kann.

Beschreibung der Konsequenzen eines negativen Therapieverlaufs (0200-0207) als besonders starke Beeinflussungsversuche auf. Im Gegensatz dazu sind die vom Arzt verdeutlichte Definitionshoheit über Ursachen (0048-0052) oder auch die in den ersten Therapievorschlag eingebauten Fachwörter (0175-0176) eher unauffällig bzw. haben vermutlich keine größeren Auswirkungen auf das Gespräch.

An diesem beispielhaften Arzt-Patienten-Gespräch konnte daher nachgewiesen werden, dass die autoritativ-administrative Dimension oder die Verweise auf außersprachliche Machtquellen als aggressivere Einsatzmöglichkeiten von Macht zu beschreiben sind als die normative oder kognitive Dimension. Ob es sich allerdings bei diesen Beobachtungen um feste Strukturen handelt und inwieweit persönliche Einschätzung oder ‚sozialisierte Gewohnheit' die Bewertung bestimmen, kann hier nicht erschöpfend untersucht werden. Die Definition eines Kontinuums zwischen offenem und verstecktem Machteinsatz liegt somit zwar nahe, kann aber aus Gründen der Übersichtlichkeit dieser Arbeit nicht stattfinden. Um diesbezüglich verlässliche Fakten zu schaffen, wäre außerdem auch ein Einbezug von weiteren Transkripten in die Analyse notwendig.

5.5. Das Verhältnis zwischen Macht und Behandlungskonzepten

Der Zusammenhang zwischen der Wahl des Behandlungskonzepts und sprachlichen Machterscheinungen, welcher in Kapitel 3.7 angesprochen wurde, war bereits während der Detailanalyse hintergründig präsent und soll nun an dieser Stelle mithilfe einiger Beispiele veranschaulicht werden.

Die starke Verknüpfung von rein somatischem Vorgehen mit sprachlichen Machtformen fällt besonders im Rahmen der Anamnese auf. Durch den Einsatz der autoritativ-administrativen und der normativen Dimension, teilweise unterstützt von prosodischen Elementen, kann der Arzt ein rein somatisch orientiertes Untersuchungsgespräch führen. Jede weitergehende Äußerung oder Subjektivierung von Patientinnenseite wird soweit möglich durch beschriebene sprachliche Mittel unterbunden und die Zielsetzung des Gesprächs rein auf die Klärung der Schmerzen im Rahmen eines körperlichen Zusammenhangs fixiert.

In der Analyse zeigte sich ebenfalls das wechselseitige Verhältnis zwischen sprachlichen Beeinflussungsinstrumenten und der Wahl der Behandlungsart. Während der Arzt besonders mit Mitteln des autoritativ-administrativen Bereichs zu Beginn der Konsultation (insbesondere in Zeile 0010) das anamnestische Schema mit starkem Druck etabliert, hilft genau dieses dem Arzt im weiteren Verlauf des Gesprächs, die beinahe ausschließliche Kontrolle über das Rederecht und die Themenwahl zu behalten. Auch seine normativen Kompetenzen wie die Problem- und Ursachendefinition werden dadurch begünstigt.

Paternalistische Elemente finden sich innerhalb der Analyse besonders im therapeutischen Gesprächsabschnitt. Durch die normative Vorgabe der Problemlösung (0173-0180) in Verbindung mit Themen steuernden und prosodischen Elementen stärkt der Arzt seine kommunikative Position bei der Auswahl und Verkündigung der Therapie und versucht gleichzeitig die Patientin sprachlich weitestgehend auszuschließen. Auch als das zunächst nicht funktioniert (0182-0184) und er eine alternative Therapie vorschlagen muss, belässt es der Arzt unverändert beim Einsatz der beschriebenen Machtdimensionen. Auch dieses zweite Behandlungsangebot wird abermals auf paternalistischem Wege übermittelt und ohne die Patientin einzubeziehen. Um den zweiten Anlauf zu stärken und zugleich die compliance zu erhöhen, bezieht sich der Arzt im weiteren Verlauf der Therapiebeschreibung (0197-0207) zudem ungewöhnlich stark auf die Dimension der außersprachlichen Machtquellen.

An diesem Beispiel wird ebenfalls ein sich gegenseitig bedingendes Verhältnis offenbar. Die Einleitung der paternalistisch gestalteten Therapiephase wird von sprachlichen Machtformen begleitet. Dieses Konzept wiederum verhilft dem Arzt zu einer Dominanz im Rederecht, welches die Patientin auch nicht hinterfragt, und stärkt zugleich seine normative Position innerhalb des Gesprächs. Denn auch wenn die Patientin den ersten Therapievorschlag vollständig ablehnt, so erkennt sie doch grundsätzlich die ärztliche Problemlösungskompetenz an und akzeptiert schließlich im zweiten Anlauf seinen

Vorschlag ohne eigene Interessen zu verbalisieren.[85] Auch die Hinweise auf Therapiekonsequenzen (außersprachliche Dimension) sowie die damit verbundene ungestörte Demonstration von Expertenwissen (kognitive Dimension) wird in dieser störungsfreien Weise erst durch das etablierte Konzept der paternalistischen Behandlungsweise möglich.

Auf die in Abschnitt 4.3 und 5.1 angesprochenen kooperativen und psychosozialen Behandlungsaspekte kann aufgrund der für die Analyse ausgewählten Gesprächsausschnitte in dieser Arbeit leider nicht weiter eingegangen werden.[86] Für detaillierte Beispiele außerhalb der verwendeten Transkriptstellen sei auf die vollständige Gesprächsverschriftlichung im Anhang verwiesen.[87] Lediglich der Umfang der angesprochenen Themen in der Anamnese zeigt die umfangreiche Herangehensweise des Arztes auch unter Zeitdruck. Ob auch eine wechselseitige Beziehung zwischen den Machtdimensionen und den anderen beiden Konsultationskonzepten (kooperativ und psychosozial) herrscht, ist zwar anzunehmen, konnte aber nicht weiter untersucht werden. Da jedoch der sprachlich unterstützte Wechsel hin zu eher somatischen und paternalistischen Methoden nachgewiesen werden konnte, muss Entsprechendes auch beim Gegenteil als wahrscheinlich gelten.

---

85 Diese These muss allerdings unter Vorbehalt betrachtet werden, da es sich um eine standardisierte Patientin handelt und eigene Wünsche oder Bedürfnisse abgesehen vom Selbstschutz eine untergeordnete Rollen in ihrem Verhalten spielen.

86 Ein Einbezug dieser Behandlungskonzepte hätte zur Folge gehabt, dass andere Transkriptstellen hätten ausgewählt und analysiert werden müssen, was den Rahmen dieser Arbeit gesprengt hätte.

87 Im weiteren Verlauf der Konsultation beschreibt der Arzt beispielsweise mögliche ernstere Krankheitsursachen ausführlicher (0244-0262) und bezieht auch das soziale Umfeld und den psychischen Zustand zumindest ansatzweise mit in seine Überlegungen ein (0267-0269). Allerdings geschieht dies erst sehr spät im Gespräch und zu einem Zeitpunkt, da die Therapie bereits feststeht.

6. Fazit

Der Machtbegriff wurde im Rahmen dieser Arbeit in sechs verschiedene Dimensionen unterteilt und im Gegensatz zu bisherigen Forschungsansätzen mittels Zuweisung sprachlicher Phänomene und konkreter Handlungsbeispiele explizit ausdifferenziert. Hierzu wurden nicht nur Ansätze aus der Soziolinguistik, der Gesprächsanalyse und der Critical Discourse Analysis einbezogen, sondern zudem auf ein Unterteilungsschema der Mikropolitik zurückgegriffen, welches erfolgreich implementiert werden konnte. Dennoch fand hierbei keine reine Übertragung des Musters statt, wie es in einigen Beispielen aus der Soziolinguistik praktiziert wurde, sondern die grundlegende Kategorisierung wurde den linguistischen Bedingungen eines Gesprächs angepasst und somit eine direkte Anwendungsmöglichkeit für die Gesprächsanalyse hergestellt. Diesen sechs Dimensionen lassen sich somit ganz konkrete linguistische Gesprächsmerkmale zuordnen.

Anschließend wurden die institutionellen Rahmenbedingungen näher betrachtet und die Grundlagen medizinischer Kommunikation ausführlich erläutert. Hierbei wurde der Differenzierung der Behandlungskonzepte besondere Aufmerksamkeit geschenkt, anhand derer im späteren Verlauf der Arbeit ein Bezug zur Macht hergestellt wurde.

Nach den ausführlichen theoretischen Erklärungen und der Beschreibung der Rahmenbedingungen wurde kurz auf die Auswahlkriterien des zu untersuchenden Gesprächs hingewiesen, und neben der Quellenbeschreibung auch die Besonderheiten des Gesprächs in Bezug auf das Beobachterparadoxon und das Patientenverhalten dargelegt. Daraufhin wurde eine ausführliche linguistische Analyse zweier Transkriptstellen vorgenommen, die sich jeweils auf Anamnese und Therapie bezogen. Hier wurden jedoch bewusst die vorher erarbeiteten Dimensionen der Macht noch nicht einbezogen, um eine allzu einseitige – auf Bestätigung der Theorie angelegte – Analyse zu verhindern. Sicherlich wurden die Transkriptstellen bewusst gewählt, aber die Beschreibung sprachlicher Auffälligkeiten geschah zunächst machtunabhängig. Dabei wurde aufgrund der

Studienbedingungen versucht, die Kommunikationsbeiträge der Patientin kritisch zu deuten, möglichst wenig in die Analyse einzubeziehen und den Fokus auf das sprachliche Verhalten des Arztes zu lenken. Anschließend wurden die beobachteten Phänomene, welche sich auf die bewusste Beeinflussung des Gespräches von Arztseite bezogen, den jeweiligen Dimensionen sprachlicher Macht zugewiesen und ihre Funktion kurz erläutert. Nach der Kategorisierung konnte anschließend der Bezug zu den medizinischen Behandlungskonzepten hergestellt werden. Es wurde ersichtlich, dass ein Wechselverhältnis zumindest zwischen somatischen und paternalistischen Behandlungsmethoden und dem Einsatz sprachlicher Macht durchaus gegeben ist und diese Verbindung bei kooperativen und psychosozialen Methoden ebenfalls zu vermuten ist.

Auch wenn diese Arbeit klare Grenzen aufgrund von Umfang und Detailreichtum des Themas hatte und einige angesprochene Themenbereiche wie „hidden power" oder auch nonverbale Aspekte nicht ausführlich genug aufgegriffen werden konnten, so wurden doch zwei wesentliche Dinge zweifelsfrei nachgewiesen.

Erstens ist die Erstellung einer linguistischen Machtkategorisierung möglich und auf ein Gespräch konkret anwendbar. Aufgrund der Beobachtungen in einem Gespräch und deren Auffälligkeiten können Gesprächspartnern Machtpotenziale zugeschrieben und deren Anwendung aufgezeigt werden. Hierbei sind nicht nur die möglichen Machtressourcen von Interesse, die durch die Rahmenbedingungen weitgehend beschrieben werden können, sondern auch das konkrete Verhalten der Personen im Gespräch, welches im Vorfeld nicht kategorisiert werden kann. Dabei ist zu beachten, dass diese Prozesse nicht immer bewusst ablaufen müssen, aber dennoch eine Auswirkung auf das Gespräch und die Reaktionen des Gegenübers haben können.

Zum Zweck der vollständigen Analyse ist ein Einbezug des sprachlichen Umfeldes von Wichtigkeit, um die Quellen und auch Ziele von Machteinsatz definieren zu können. Dies beinhaltet meiner Einschätzung nach allerdings nicht einen so großen Kontextrahmen, wie ihn die CDA vorschlägt, aber, wie in diesem Fall, durchaus eine Beschreibung institutioneller und rollenabhängiger Einflussfaktoren.

Zweitens konnten die angesprochenen Aspekte ‚Ursprung und Zweck von Macht' in dieser Arbeit näher bestimmt und besonders die Wechselwirkungen mit sprachunabhängigen Faktoren beschrieben werden. Im konkreten Fall waren dies neben den Rahmenbedingungen im Gespräch besonders die Behandlungskonzepte, welche sich auf die Kommunikation auswirkten. Sie begründeten – zumindest was paternalistische und somatische Konzepte betraf – einerseits durch ihren starken Einfluss auf das Gespräch einen Teil der Macht des Arztes, mussten aber andererscits durch sprachlichen Einsatz eingeleitet und aufrecht erhalten werden.

Abschließend kann gesagt werden, dass der Arzt in dem untersuchten Gespräch eine beobachtbare kommunikative Sonderrolle innehatte, die ihm durch die Rahmenbedingungen zugedacht war und die ihm dadurch eine größere Machtfülle zur Verfügung stellte. Diese wandte er im Gespräch auch konkret an, um es nach seinen Vorstellungen hin zu beeinflussen. Ob diese Machtfaktoren allgemein auf die medizinische Kommunikation im Rahmen einer hausärztlichen Behandlung, auf institutionelle Gespräche oder sogar auf Konversationen insgesamt übertragbar sind, kann wegen der qualitativen Einzelanalyse nicht näher bestimmt werden. Aufgrund prinzipiell gleicher Rahmenbedingungen und der erprobten, guten Anwendbarkeit der Theorie, ist dies jedoch zumindest für andere Arzt-Patienten-Gespräche durchaus vorstellbar.

Es kann also letztlich konstatiert werden, dass neben der ärztlichen Sprachsozialisation an der Universität bzw. im Krankenhaus und den gegebenen Rahmenstrukturen auch der von einem Arzt bewusst und zielgerecht angewendete Einsatz sprachlicher Erscheinungsformen von Macht eine ausschlaggebende Ursache sein kann, die eine Konsultation asymmetrisch verlaufen lässt. Die sich daraus ergebenen kommunikativen Konflikten wiederum können möglicherweise auch für veränderte Behandlungsergebnisse verantwortlich sein.

7. Ausblick

Um diesen möglichen generellen Einfluss sprachlich eingesetzter Macht im Zusammenhang zur medizinischen Kommunikation allgemeingültiger zu klären, wären Untersuchungen eines größeren Korpus von Nöten. Hierbei wäre auch an den Einbezug von weniger standardisierten Situationen zu denken. So sollten bei dem Versuch einer Verallgemeinerung der beschrieben Befunde im Rahmen größerer Analysen auch weibliche Ärzte, männliche Patienten, verschiedene Altersklassen und auch Fachärzte Berücksichtigung finden.

Ein weiteres Forschungsfeld böte eine größere Ausdifferenzierung der sprachlichen Erscheinungsformen von Macht. Obwohl einige sprachliche Merkmale den Machtdimensionen fest zugeordnet werden konnten, gab es auch größere Überschneidungen oder wurden Beeinflussungsversuche erörtert, die nur schwer kategorisierbar waren. Hier wäre eine genaue Verortung weiterer sprachlicher Phänomene durch Hinzuziehung zusätzlicher Gespräche sicherlich möglich. Auch eine genaue Bestimmung des Kontinuums offener und versteckt angewendeter Macht, welche im Rahmen dieser Arbeit nur angedeutet werden konnte, wäre wünschenswert. Des Weiteren könnten andere institutionelle und insbesondere auch nichtmedizinische Gespräche für eine Analyse herangezogen werden, um eine Anwendbarkeit des Machtkonzepts auf institutionelle Gespräche allgemein zu überprüfen.

Im Rahmen der Arzt-Patienten-Kommunikation wäre es außerdem interessant zu untersuchen, inwieweit die in dieser Arbeit nur angedeuteten sprachlichen Einarbeitungen von kooperativen und soziopsychologischen Behandlungskonzepten realisiert und rezipiert werden, sodass ein vollständiger Überblick über das Verhältnis von sprachlicher Macht zu den Behandlungsmethoden erstellt werden kann. Zu diesem Themenfeld, aber auch zu anderen allgemeineren gesprächslinguistischen Untersuchungen bieten die Aufnahmen der Düsseldorfer Studie einen hervorragenden Korpus, der zukünftig nicht ungenutzt sein sollte.

Schließlich wären auch einige grundsätzliche Überlegungen zu den in der Studie verwendeten Methoden für die Sprachwissenschaft von Interesse. Hier wäre erstens das Instrument des standardisierten Patienten zu nennen, welcher in seiner Funktion auch für mögliche ‚standardisierte Gesprächssituationen' in der Gesprächsforschung von Interesse sein könnte. Zweitens ist auch das Aufzeichnungsverfahren, das im Projekt verwendet wurde, nicht uninteressant: Eine vorherige Genehmigung einzuholen, um anschließend eine heimliche Aufnahme durchzuführen, müsste in Hinsicht auf das Beobachterparadoxon und im Bezug zum rechtlichen Rahmen diskutiert werden und könnte meiner Ansicht nach für linguistische Verfahren durchaus von Nutzen sein.

Somit erschließen sich aus dieser Arbeit wie aus dem Forschungsfeld insgesamt eine große Zahl weiterer Themenbereiche, die künftig Anlass zu gesprächslinguistischen Arbeiten geben können.

8. Quellenübersicht

8.1. Literatur zum Forschungsprojekt

Abholz, Hein-Harald / Spannaus-Sakic, Christa / Brockmann, Silke / Wilm, Stefan (2003): „Exakte Erfassung der Behandlungsvariabilität durch den Einsatz standardisierter Patienten – Untersuchung in Hausarztpraxen am Beispiel des Kopfschmerzes.“ Düsseldorf: Druckerei Universitätsklinikum.

Wilm, Stefan (2004): „Wann unterbricht der Hausarzt seine Patienten zu Beginn der Konsultation?“ In: *Zeitschrift für Allgemeinmedizin* (Deutsche Gesellschaft für Allgemeinmedizin und Familienmedizin [DEGAM]) 80, 53 – 57.

8.2. Allgemeine Literatur

Altmann, Hans / Hahnemann, Suzan (2002): „Syntax fürs Examen. Studien- und Arbeitsbuch.“ 2. Auflage. Wiesbaden: Westdeutscher Verlag. [=Linguistik fürs Examen; 1].

Austin, John L. (2002): „Zur Theorie der Sprechakte (How to do things with words).” Bibliographisch ergänzte 2. Auflage. Stuttgart: Reclam.

Bogumil, Jörg / Schmid, Josef (2001): „Politik in Organisationen. Organisationstheoretische Ansätze und praxisbezogene Anwendungsbeispiele.“. Opladen: Leske und Budrich. [=Grundwissen Politik; 31].

Deppermann, Arnulf (2001): „Gespräche analysieren.“ Opladen: Leske und Budrich. [= Qualitative Sozialforschung; 3].

Dittmar, Norbert (1997): „Grundlagen der Soziolinguistik: Ein Arbeitsbuch mit Aufgaben.“ Tübingen: Niemeyer.

Dosch, Peter (1995): „Lehrbuch der Neuraltherapie nach Huneke.“ 14. Auflage. Heidelberg: Haug.

Fluck, Hans-R. (1996): „Fachsprachen.“ 5., überarbeitete und erweiterte Auflage. Tübingen: Francke.

Glück, Helmut (Hrsg.) (2005): *Metzler Lexikon Sprache*. 3., neu bearbeitete Auflage. Stuttgart – Weimar: Metzler Verlag.

Hildebrandt, Helmut / Dornblüth, Otto / Pschyrembel, Willibald (2002): *Pschyrembel, Klinisches Wörterbuch*. 258. Auflage. Berlin: de Gruyter.

Koerfer, Armin (1994): „Institutionelle Kommunikation. Zur Methodologie und Empirie der Handlungsanalyse." Opladen: Westdeutscher Verlag.

Linke, Angelika / Nussbaumer, Markus / Portmann, Paul R. (2001): „Studienbuch Linguistik." 4., unveränderte Auflage. Tübingen: Niemeyer.

Löffler, Heinrich (2005): „Germanistische Soziolinguistik." 3., überarbeitete Auflage. Berlin: Erich Schmidt. [= Grundlagen der Germanistik; 28].

Oksaar, Els (1988): „Fachsprachliche Dimensionen.". Tübingen: Narr. [= Forum für Fachsprachenforschung; 4].

Ortmann, Günther / Windeler, Arnold / Becker, Albrecht / Schulz, Hans-Joachim (1990): „Computer und Macht in Organisationen. Mikropolitische Analysen." Opladen: Westdeutscher Verlag.

Searle, John R. (1971): „Sprechakte. Ein sprachphilosophischer Essay." Frankfurt a. Main: Suhrkamp.

Veith, Werner H. (2002): „Soziolinguistik. Ein Arbeitsbuch." Tübingen: Narr.

8.3. Medizinische Kommunikation

Abholz, Heinz-Harald (1993): „Arzt-Konsumenten-Verhältnis: Ein Blick in die Zukunft." In: Abholz, Heinz-Harald [Hrsg.] (1993): *Arzt-Konsumenten-Verhältnisse*. Hamburg: Argument-Verlag. 46-55.

Bahrs, Ottomar / Szecsenyi, Joachim (1993): „Patientensignale – Arztreaktionen. Analyse von Beratungsgesprächen in Allgemeinarztpraxen." In: Löning, Petra / Rehbein, Jochen [Hrsg.] (1993): *Arzt-Patienten-Kommunikation. Analysen zu interdisziplinären Problemen des medizinischen Diskurses*. Berlin – New York: de Gruyter. 1 – 26.

Begemann-Deppe, Monika (1993): „Bilddarstellungen als Dialogbrücken in der Arzt-Patienten-Beziehung." In: Löning, Petra / Rehbein, Jochen [Hrsg.] (1993): *Arzt-Patienten-Kommunikation. Analysen zu interdisziplinären*

Problemen des medizinischen Diskurses. Berlin – New York: de Gruyter. 27 – 44.

Bliesener, Thomas (1993): „Beratung als ärztliche Aufgabe – Irrwege und Auswege. Mit einem Beispiel aus der ärztlichen Aidsberatung." In: Löning, Petra / Rehbein, Jochen [Hrsg.] (1993): *Arzt-Patienten-Kommunikation. Analysen zu interdisziplinären Problemen des medizinischen Diskurses*. Berlin – New York: de Gruyter. 45 – 65.

Ehlich, Konrad (1993): „Sprachliche Prozeduren in der Arzt-Patienten-Kommunikation." In: Löning, Petra / Rehbein, Jochen [Hrsg.] (1993): *Arzt-Patienten-Kommunikation. Analysen zu interdisziplinären Problemen des medizinischen Diskurses*. Berlin – New York: de Gruyter. 67 – 90.

Fehlenberg, Dirk (1987): „Kommunikation zwischen Arzt und Patient. Gesprächsstrukturen der psychosomatischen Krankenvisite." Bochum: Studienverlag Brockmeyer. [= Bochumer Studien zur Publizistik und Kommunikationswissenschaft; 47].

Fiehler, Reinhard (1990): „Erleben und Emotionalität als Problem der Arzt-Patienten-Interaktion." In: Ehlich, Konrad / Koerfer, Armin / Redder, Angelika / Weingarten, Rüdiger [Hrsg.] (1990): *Medizinische und therapeutische Kommunikation. Diskursanalytische Untersuchungen*. Opladen: Westdeutscher Verlag. 41 – 65.

Gülich, Elisabeth (1999): „"Experten" und "Laien": Der Umgang mit Kompetenzunterschieden am Beispiel medizinischer Kommunikation." In: Union der deutschen Akademien der Wissenschaften zu Leipzig [Hrsg.] (1999): *Werkzeug Sprache. Sprachpolitik, Sprachfähigkeit, Sprache und Macht*. 3. Symposium der deutschen Akademien der Wissenschaften. Hildesheim – Zürich – New York: Georg Ohus. 165 – 196.

Hartog, Jennifer (1993): „Laienvorstellungen im genetischen Beratungsgespräch." In: Löning, Petra / Rehbein, Jochen [Hrsg.] (1993): *Arzt-Patienten-Kommunikation. Analysen zu interdisziplinären Problemen des medizinischen Diskurses*. Berlin – New York: de Gruyter. 115 – 133.

Herschbach, Peter (1999): „Gesundheitsverhalten. Psychologische Determinanten des Arztbesuchs." Opladen: Westdeutscher Verlag. [= Psychosoziale Medizin und Gesundheitswissenschaften; 4].

Kaupen-Haas, Heidrun / Mischo-Kelling, Maria / Reiter, Gabriele (1993): „Arzt-Patienten-Kommunikation „Revisited“. Am Beispiel internistischer Stationsvisiten.“ In: Löning, Petra / Rehbein, Jochen [Hrsg.] (1993): *Arzt-Patienten-Kommunikation. Analysen zu interdisziplinären Problemen des medizinischen Diskurses.* Berlin – New York: de Gruyter. 149 – 176.

Klemperer, David (2003): „Wie Ärzte und Patienten Entscheidungen treffen. Konzepte der Arzt-Patient-Kommunikation.“ Berlin: Wissenschaftszentrum Berlin für Sozialforschung (http://bibliothek.wz-berlin.de/pdf/2003/i03-302.pdf. [Zugriff: 18.03.2007]).

Lalouschek, Johanna (1993): „Irgendwie hat man ja doch bißl Angst.“ In: Löning, Petra / Rehbein, Jochen [Hrsg.] (1993): *Arzt-Patienten-Kommunikation. Analysen zu interdisziplinären Problemen des medizinischen Diskurses.* Berlin – New York: de Gruyter. 177 – 190.

Lalouschek, Johanna (2002 a): „Ärztliche Gesprächsausbildung. Eine diskursanalytische Studie zu Formen des ärztlichen Gesprächs.“ Radolfzell: Verlag für Gesprächsforschung.

Lalouschek, Johanna (2002 b): „Frage-Antwort-Sequenzen im ärztlichen Gespräch.“ In: Brünner, Gisela / Fiehler, Reinhard / Kindt, Walter [Hrsg.] (2002): *Angewandte Diskussionsforschung.* Radolfzell: Verlag für Gesprächsforschung. [= Angewandte Diskursforschung; 1]. 155 – 173.

Löning, Petra (1985): „Das Arzt-Patienten-Gespräch. Gesprächsanalyse eines Fachkommunikationstyps.“ Bern: Peter Lang. [= Arbeiten zur Sprachanalyse; 3].

Löning, Petra (1993 a): „Psychische Betreuung als kommunikatives Problem. Elizitierte Schilderung des Befindens und „ärztliches Zuhören“ in der onkologischen Fachpraxis.“ In: Löning, Petra / Rehbein, Jochen [Hrsg.] (1993): *Arzt-Patienten-Kommunikation. Analysen zu interdisziplinären Problemen des medizinischen Diskurses.* Berlin – New York: de Gruyter. 191 – 250.

Löning, Petra / Rehbein, Jochen (1993 b): „Vorwort.“ In: Löning, Petra / Rehbein, Jochen [Hrsg.] (1993): *Arzt-Patienten-Kommunikation. Analysen zu interdisziplinären Problemen des medizinischen Diskurses.* Berlin – New York: de Gruyter. V – XII.

Löning, Petra (1994): „Versprachlichung von Wissensstrukturen bei Patienten." In: Redder, Angelika / Wiese, Ingrid [Hrsg.] (1994): *Medizinische Kommunikation. Diskurspraxis, Diskursethik, Diskursanalyse.* Opladen: Westdeutscher Verlag. 97 – 114.

Lörcher, Helgard (1983): „Gesprächsanalytische Untersuchungen zur Arzt-Patienten-Kommunikation." Tübingen: Niemeyer. [= Linguistische Arbeiten; 136].

Menz, Florian / Lalouschek, Johanna / Stöllberger, Claudia / Vodopiutz, Julia (2002): „Geschlechtsspezifische Unterschiede bei der Beschreibung von Brustschmerzen. Ergebnisse einer medizinisch-linguistischen transdisziplinären Studie." In: *Linguistische Berichte* (Günther Grewendorf / Arnim von Stechow) 191, 343 – 366.

Oksaar, Els (1979 a): „Zur Kommunikation zwischen Arzt und Patient." In: Ezawa, Kennosuke / Rensch, Karl H. [Hrsg] (1979): *Sprache und Sprechen. Festschrift für Eberhard Zwirner zum 80. Geburtstag.* Tübingen: Niemeyer. 13 – 21.

Pilau, Helmut (1982): „Der Arzt und sein Patient. Einsichten eines Allgemeinarztes." Stuttgart: Hippokrates.

Quasthoff, Uta M. (1990): „Das Prinzip des primären Sprechers, das Zuständigkeitsprinzip und das Verantwortungsprinzip. Zum Verhältnis von „Alltag" und „Institution" am Beispiel der Verteilung des Rederechts in Arzt-Patient-Interaktionen." In: Ehlich, Konrad / Koerfer, Armin / Redder, Angelika / Weingarten, Rüdiger [Hrsg.] (1990): *Medizinische und therapeutische Kommunikation. Diskursanalytische Untersuchungen.* Opladen: Westdeutscher Verlag. 66 – 81.

Rehbein, Jochen (1993): „Ärztliches Fragen." In: Löning, Petra / Rehbein, Jochen [Hrsg.] (1993): *Arzt-Patienten-Kommunikation. Analysen zu interdisziplinären Problemen des medizinischen Diskurses.* Berlin – New York: de Gruyter. 311 – 364.

Rehbein, Jochen (1994): „Zum Klassifizieren ärztlichen Fragens." In: Redder, Angelika / Wiese, Ingrid [Hrsg.] (1994): *Medizinische Kommunikation. Diskurspraxis, Diskursethik, Diskursanalyse.* Opladen: Westdeutscher Verlag. 147 – 170.

Rosumek, Silke (1990): „Sprachliche Rituale. Vertrauensbildende Maßnahmen in der Arzt-Patienten-Kommunikation." In: Ehlich, Konrad / Koerfer, Armin / Redder, Angelika / Weingarten, Rüdiger [Hrsg.] (1990): *Medizinische und therapeutische Kommunikation. Diskursanalytische Untersuchungen*. Opladen: Westdeutscher Verlag. 27 – 40.

Scheibler, Fülöp (2004): "Shared Decision-Making. Von der Compliance zur partnerschaftlichen Entscheidungsfindung." Bern: Hans Huber.

Spranz-Fogasy, Thomas (1990): „Ärztliche Kommunikation. Transfer diskursanalytischen Wissens in die Praxis." In: Ehlich, Konrad / Koerfer, Armin / Redder, Angelika / Weingarten, Rüdiger [Hrsg.] (1990): *Medizinische und therapeutische Kommunikation. Diskursanalytische Untersuchungen*. Opladen: Westdeutscher Verlag. 143 – 155.

Ten Have, Paul (1990): „Und der Arzt schweigt. Sprechstunden-Episoden, in denen Ärzte auf Patienteninformationen sprachlich nicht reagieren." In: Ehlich, Konrad / Koerfer, Armin / Redder, Angelika / Weingarten, Rüdiger [Hrsg.] (1990): *Medizinische und therapeutische Kommunikation. Diskursanalytische Untersuchungen*. Opladen: Westdeutscher Verlag. 103 – 121.

Ten Have, Paul (1993): „Fragen von Ärzten. Erste Bemerkungen." In: Löning, Petra / Rehbein, Jochen [Hrsg.] (1993): *Arzt-Patienten-Kommunikation. Analysen zu interdisziplinären Problemen des medizinischen Diskurses*. Berlin – New York: de Gruyter. 373 – 383.

Welling, Heinz (2003): „Kommunikation in der Medizin. Leitfaden für die erfolgreiche Praxisführung." Landsberg – Lech: ecomed.

Wiese, Ingrid (1994): „Zum Einfluss der ärztlichen Aufklärung auf Krankheitswissen und Sprachgebrauch bei Patienten mit chronischen Krankheiten." In: Redder, Angelika / Wiese, Ingrid [Hrsg.] (1994): *Medizinische Kommunikation. Diskurspraxis, Diskursethik, Diskursanalyse*. Opladen: Westdeutscher Verlag. 115 – 124.

Wiese, Ingrid (2001): „Aspekte des Wissenstransfers im Bereich der Institution Gesundheitswesen." In: Wichter, Sigurd / Antos, Gerd [Hrsg.] (2001): *Wissenstransfer zwischen Experten und Laien. Umriss einer Transferwissenschaft*. Frankfurt am Main: Peter Lang. [= Transfer; 1]. 227 – 235.

8.4. Der Begriff der Macht in der Linguistik

Brekle, Herbert E. (1989): „War with words.“ In: Wodak, Ruth [Hrsg.] (1989): *Language, Power and Ideology. Studies in Political Discourse*. Amsterdam – Philadelphia: John Benjamins Publishing Company. 81 – 91.

Brock, Alexander / Meer, Dorothee (2004): „Macht – Hierarchie – Dominanz – A-/ Symmetrie: Begriffliche Überlegungen zur kommunikativen Ungleichheit in institutionellen Gesprächen.“ In: *Gesprächsforschung – Online-Zeitschrift zur verbalen Interaktion* (Arnulf Deppermann / Martin Hartung) 5 (http://www.gespraechsforschung-ozs.de. [Zugriff: 18.03.2007]), 184 – 209..

De Kadt, Elisabeth (1992): „Die Beziehung von Sprache und Macht am Beispiel des Englischen in Südafrika.“ In: Köppe, Walter [Hrsg.] (1992): *Sprache und Macht*. Beiheft zur *Acta Germanica* (Germanistenverband im Südlichen Afrika) 3. Frankfurt a. M.: Peter Lang.

Fairclough, Norman (1989): “Language und Power.” London – New York: Longman Group.

Grosse, Rudolf / Neubert, Albrecht (1982): Thesen zur Marxistisch-Leninistischen Soziolinguistik. In: Steger, Hugo [Hrsg.] (1982): *Soziolinguistik. Ansätze zur soziolinguistischen Theoriebildung*. Darmstadt: Wissenschaftliche Buchgesellschaft. [= Wege der Forschung; 344]. 92 – 108.

Havránek, Bokuslaw (1982): „Zum Problem der Norm in der heutigen Sprachwissenschaft und Sprachkultur.“ In: Steger, Hugo [Hrsg.] (1982): *Soziolinguistik. Ansätze zur soziolinguistischen Theoriebildung*. Darmstadt: Wissenschaftliche Buchgesellschaft. [= Wege der Forschung; 344]. 289 – 296.

Hoppe, Danielle (1976): „Aussprache und sozialer Status. Eine empirische Untersuchung zur französischen Gegenwartssprache.“ Kronenberg: Scripter Verlag.

Marková, Ivana / Foppa, Klaus (1991): „Asymmetries in Dialogue.“ Savage: Barnes & Noble Books.

Menz, Florian (1989): “Manipulation Strategies in Newspapers. A program for Critical Linguistics.” In: Wodak, Ruth [Hrsg.] (1989): *Language, Power and Ideology. Studies in Political Discourse.* Amsterdam – Philadelphia: John Benjamins Publishing Company. 227 – 250.

Moosmüller, Sylvia (1989): "Phonological Variation in Parliamentary Discussions." In: Wodak, Ruth [Hrsg.] (1989): *Language, Power and Ideology. Studies in Political Discourse.* Amsterdam – Philadelphia: John Benjamins Publishing Company. 165 – 180.

Müller, Andreas P. (1997): „"Reden ist Chefsache". Linguistische Studien zu sprachlichen Normen sozialer Kontrolle in innerbetrieblichen Arbeitsbesprechungen." Tübingen: Narr.

Ng, Sik Hung / Bradac, James J. (1993): "Power in Language. Verbal Communication and Social Influence." Newbury Park: Sage company.

Oksaar, Els (1979 b): „Sprachliche Mittel in der Kommunikation zwischen Fachleuten und zwischen Fachleuten und Laien im Bereich des Rechtswesens." In: Mentrup, Wolfgang [Hrsg.] (1979): *Fachsprachen und Gemeinsprache. Jahrbuch 1978 des Instituts für deutsche Sprache.* Düsseldorf: Schwann. [= Schriften des Instituts für deutsche Sprache; 46]. 100 – 113.

Oksaar, Els (1982): „Sprachnorm und moderne Linguistik." In: Steger, Hugo [Hrsg.] (1982): *Soziolinguistik. Ansätze zur soziolinguistischen Theoriebildung.* Darmstadt: Wissenschaftliche Buchgesellschaft. [= Wege der Forschung; 344]. 297 – 308.

Pelka, Roland (1979): „Kommunikationsdifferenzierung in einem Industriebetrieb." In: Mentrup, Wolfgang [Hrsg.] (1979): *Fachsprachen und Gemeinsprache. Jahrbuch 1978 des Instituts für deutsche Sprache.* Düsseldorf: Schwann. [= Schriften des Instituts für deutsche Sprache; 46]. 59 – 83.

Quasthoff, Uta M. (1989): "Socal Prejudice as a Resource of Power. Towards the Functional Ambivalence of Stereotypes." In: Wodak, Ruth [Hrsg.] (1989): *Language, Power and Ideology. Studies in Political Discourse.* Amsterdam – Philadelphia: John Benjamins Publishing Company. 181 – 96.

Sauer, Christoph (1989): "Structures of Consenus-Making and Intervention: The Concept of Nazi Language Policy in Occupied Holland ("Deutsche Zeitung in den Niederlanden" 1940 to 1945)." In: Wodak, Ruth [Hrsg.] (1989):

Language, Power and Ideology. Studies in Political Discourse. Amsterdam – Philadelphia: John Benjamins Publishing Company. 3-37.

Sornig, Karl (1989): "Some Remarks on Linguistic Strategies of Persuasion." In: Wodak, Ruth [Hrsg.] (1989): *Language, Power and Ideology. Studies in Political Discourse.* Amsterdam – Philadelphia: John Benjamins Publishing Company. 95-113.

Wassermann, Rudolf (1979): „Sprachliche Mittel in der Kommunikation zwischen Fachleuten und Laien im Bereich des Rechtswesens." In: Mentrup, Wolfgang [Hrsg.] (1979): *Fachsprachen und Gemeinsprache. Jahrbuch 1978 des Instituts für deutsche Sprache.* Düsseldorf: Schwann. [= Schriften des Instituts für deutsche Sprache; 46]. 114-124.

Wiegand, Herbert E. (1979): „Kommunikationskonflikte und Fachsprachengebrauch." In: Mentrup, Wolfgang [Hrsg.] (1979): *Fachsprachen und Gemeinsprache. Jahrbuch 1978 des Instituts für deutsche Sprache.* Düsseldorf: Schwann. [= Schriften des Instituts für deutsche Sprache; 46]. 25-58.

Wodak, Ruth (1989 a): „Introduction." In: Wodak, Ruth [Hrsg.] (1989): *Language, Power and Ideology. Studies in Political Discourse.* Amsterdam – Philadelphia: John Benjamins Publishing Company. XIII-XX.

Wodak, Ruth (1989 b): "The Power of Political Jargon – A "Club 2" Discussion." In: Wodak, Ruth [Hrsg.] (1989): *Language, Power and Ideology. Studies in Political Discourse.* Amsterdam – Philadelphia: John Benjamins Publishing Company. 137-164.

Wodak, Ruth (2002): "Aspects of Critical Discourse Analysis." In: *Zeitschrift für angewandte Linguistik* (Gesellschaft für angewandte Linguistik) 36. 5-33.

9. Anhang

Anonymisiertes Transkript eines Arzt-Patienten-Gesprächs

Aufnahmedatum:	18.06.2002
Ort der Aufnahme:	Niedergelassene Praxis im Großraum Düsseldorf
Name des Transkribierenden:	Tim Peters
Aufnahmedauer:	09:04 min.
Aufnahmegerät:	MiniDisc-Recorder vom Typ Sony MZ-R70
GesprächsteilnehmerInnen:	Arzt, Patientin und eine unbekannte Frau (wahrscheinlich eine Arzthelferin)

Genauere Daten bezüglich Sprecher und Ort der Aufnahme können wegen der Anonymisierung hier nicht angegeben, aber aus den Daten der Projektbeschreibung in Grundzügen erschlossen werden.

Transkribiert wurde nach dem Spaltenmodell

Die Verschriftlichung erfolgte anhand einer standardsprachlichen Umschrift in Kleinschreibung.

Legende:

- Simultanes Sprechen wird durch Unterstreichen in beiden Spalten markiert. Fällt dabei die Äußerung eines der Sprechenden (teilweise) in die Zeit zwischen zwei Wörter des/r anderen Sprechenden, wird der dortige Leerschritt bzw. die Pausenangabe (mit) unterstrichen. Wird innerhalb einer Zeile mehrfach simultan gesprochen, werden die Unterstreichungen in beiden Spalten entsprechend oft portioniert.

- Zahlen in runden Klammern „(3)“ entsprechen Pausen / Schweigephasen in Sekunden. Pausen / Schweigephasen unter 1 Sekunde werden dabei durch „(0)“ wiedergegeben.
- Ist eine Sprechpause nicht eindeutig einer/m der beiden Sprechenden zuzuordnen, d.h. besteht Unklarheit darüber, ob es sich um eine zunächst verweigerte Turnübernahme oder um eine turninterne Pause handelt, wird die Pause der/m vorhergehenden Sprecher/in zugeordnet. Diese konventionelle Festlegung stellt also keine interpretative Festlegung dar.
- „(solchen)“ entspricht dem vermuteten Wortlaut.
- „(...)“ entspricht unverständlichen Passagen.
- Die Länge von unverständlichen Passagen von mehr als 2 Sekunden Dauer wird angegeben: „(...(6)...)“.
- „<schreibt>“ oder „<das telefon klingelt>“ usw. entspricht nonverbalen Parallelaktivitäten einer nicht sprechenden Person oder gesprächsexternen Auffälligkeiten. Diese werden durch „< >“ in beiden Spalten markiert. In einem solchen Fall dauern die Parallelaktivitäten bzw. gesprächsexternen Auffälligkeiten so lange an, bis ihr Ende auf der Seite der/s Sprechenden durch das Schließen der spitzen Klammer markiert wird.
- Namen sind anonymisiert bzw. verfremdet
- Kursives in eckigen Klammern entspricht kommentierenden Eingriffen des Transkribierenden, z.B. „[*geänderter Name*]“.
- „[lacht]“ oder „[hustet]“ usw. entspricht einer para- oder nonverbalen Aktivität.
- „[lacht: (3)]“ oder „[blättert: (5)]“ usw. entspricht einer para- oder nonverbalen Aktivität ab einer Dauer von 3 Sekunden.
- „[lachend:] nein |“ usw. bedeutet, dass para- oder nonverbale Akte die verbalen begleiten.
- „[laut:] oder etwa nicht |“ oder „[schnell:] das finde ich schon |“ usw. kommentiert Veränderungen von Lautstärke oder Sprechgeschwindigkeit.
- Stark auffällige Akzentuierungen werden durch Großbuchstaben der entsprechenden Silbe markiert, also „GROSSartig“.
- „:“ oder „::“ oder „:::“ entspricht einer Dehnung je nach deren Dauer. „:“ usw. wird direkt nach den gedehnten Laut gesetzt; dies betrifft häufig Vokale; wenn Dehnung als Anzeichen oder auch Zeichen von Zögerlichkeit

fungiert, betrifft es manchmal auch stimmhafte Konsonanten, im Einzelfall auch stimmlose: „ich will das:: lieber nicht haben“.

- Abbrüche im Wort werden durch einen Schrägstrich ohne Leerzeichen markiert, also „ich werde bald anf/ anfangen“.
- Einschübe innerhalb eines Worts werden folgendermaßen markiert: Pausen durch glatten Einbezug der Pausenangabe „ein(0)steigen“, gefüllte Pausen durch paarigen Schrägstrich „ein/ eh /steigen“.
- Fremdsprachliche Ausdrücke werden in ihrer Normschreibung wiedergeben: „last minute“.
- Intonation wird bei Einheiten, die prosodisch und zugleich syntaktisch begründet sind, folgendermaßen gekennzeichnet:
  - „ ? “ entspricht hoch steigender Intonation (Frageintonation).
  - „ , “ entspricht leicht steigender Intonation.
  - „ ; “ entspricht leicht fallender Intonation.
  - „ . “ entspricht tief fallender Intonation.
- Bei sprecherseitigen nichtlexikalischen Verzögerungssignalen bzw. Pausenfüllungen reduziere ich in der Transkription die breite Palette lautlicher Realisierungen auf drei prototypische Varianten:
  - vokalisch-nasal, einheitlich als „ehm“ (mit oder ohne Dehnungszeichen)
    wiedergegeben,
  - nur vokalisch, einheitlich als „eh“ (mit oder ohne Dehnungszeichen) wiedergegeben,
  - nur-nasal, als „m“ oder „n“ (beide in der Regel mit Dehnungszeichen) wiedergegeben.
- Bei nichtlexikalischen Hörrückmeldungen reduziere ich in der Transkription die Varianten auf drei:
  - zweigipfliges „mhm“,
  - eingipfliges, erst in den Nasal einschwingendes „hm“ und
  - eingipfliges, direkt (= mit Glottisschlag startendes) nasales „m“. Durch die jeweils angefügten Intonationszeichen lässt sich auf das funktionale Muster rückschließen.

arzt:	patientin:
[gehend:] guten ta:g.	[*der arzt betritt das behandlungszimmer*]
[schließt die tür]	hallo; (1) (2,4)
waren sie schon mal hier? nee ne?	
⅃	nee, war ich noch nicht.
<undefinierbares lautes geräusch>	<(1,3)>
erzählen sie mal von ihrer krankheit,	[räuspern]
	und zwa:r hab ich seit n paar tagen
	unerträgliche kopfschmerzen;
aha. ja hm;	also wirklich schlimm, hier vorne
[schnell:] beide seiten, | oder nur eine	und eh, also so kopfschmer/
seite? (0,4)	
	also mir tut SCHON der ganze kopf weh,
ja,	
	aber ich würde sagen, dass das vorrangig
	(0,3) auf der rechten
ja;	
	seite ist.
ja;	
	und eh;
ist übelkeit dabei, oder dass sie nicht ins	
licht sehen können; also ne lichtscheu	
oder?	
das nicht so;	nee so wat gar nicht. also ich mein ich
(...)	[lauter:] hab manchmal das geFÜHL |,
	dass mir n bisschen übel ist vor
	schmerzen;
ja;	
	aber so richtig schlecht ist mir, (0,3)
das ist seit einer woche, (ungefähr oder	ist mir nicht.
so);	
drei tagen;	so seit eh (0,5) drei tagen würd ich sagen,
	und vorgestern nacht is et dann;
ja;	
ist das bekannt so was? vorher nie so	schlimm geworden.
kopfschmerzen gehabt?	
	doch, ich hatte schon mal vorher

	kopfschmerzen, aber andere
	kopfschmerzen.
mhm;	
	also die sind immer eher vom nacken
JA?	jekommen oder so;
ja;	
	und die jetz diesmal habe ich dat jefühl,
	dass die nich vom nacken kommen;
ja;	
können also den kopf bewegen, und,	sondern (die kommen) wo anders her.
	[gehaucht:] ja; |
also auch wenn sie liegen, auch wenn sie	
schlafen, also jetzt die nacht ist der kopf	
blei/; also sie werden auch durch die	
kopfschmerzen wach, oder morgens früh	
ist der da der kopfschmerz?	
	der ist, ja; auf jeden fall;
tut das auge auch weh, oder?	
OHRenrauschen?	nee, das auge direkt tut nicht weh.
OHRenrauschen? oder so son, (0,3)	
	nee;
dass sie schlechter hören; ehm; war denn	
ein UNfall in letzter zeit, haben sie	
einen verkehrsunfall gehabt; oder gestürzt	nee; (0,8) sowa/
oder irgendwas?	
	gar nich;
nehmen sie medikamente ein?	
NEE, insgesamt, überhaupt so; so	für gegen die kopfschmerzen jetz?
regelmäßig?	
	nee;
nee; unverträglich, allergie oder so? haben	
sie schwer gehoben in der letzten zeit?	
schwer körperlich gearbeitet?	
also alles ganz normal.	kar nichts, deswegen kann ich mir das ja
	auch nicht erklären.
	deswegen mache ich mir ja gedanken,
	dass et irgendwie wat;
ja; ja; ja; fieber oder temperatur gehabt?	
ne erKÄLtung in den letzten wochen?	nee; (ich)
	nee; nee, nix,

mhm; (0,5) können sie sich mal kurz	
aufsetzen?	
(0,8)	[setzt sich auf]
[schritte:] [*vermutlich des arztes*] (1,8)	
(eine) war die NAse zu? haben sie	
schnupfen gehabt oder, |	
	nee;
also so; es gibt da so so entzündungen,	
also ich denk an entzündungen, vielleicht	
von den nasennebenhöhlen, (vielleicht)	
das dann aufs gehirn geht oder vom ohr	
aus,	
	mhm,
ich denk an ne verletzung, irgendwie	
gestürzt, i/ i/ i/ ich guck mal ob hoher	
blutdruck ist, und, sonst müssen wir ne	
schichtaufnahme machen lassen und	
zum neurologen müssen se.	
[anlegen des blutdruckmessgerätes: (2,7)]	
allergie oder so haben sie nicht oder?	
unverträglichkeiten?	nee;
[schritte] [*vermutlich des arztes*]	ich war gerad erst vor drei tagen bei nem
	allergietest.
[leise:] hm; hm; (1,8) mhm; (2,3) (mhm) |	
(2,9) [durchführen der blutdruckmessung:]	
sie studieren hier ne?	
	ja.
was studieren sie denn?	
	medienwissenschaft soziologie und
ok; (0,9) ist das EIN studiengang oder?	informationswissenschaft.
eh; |	
	nee drei verschiedene;
(...) (2,3) [entlüftet das	
blutdruckmessgerät:] (1) hundertzwanzig	
siebzig, blutdruck ist gut hm; |	
[manchette des blutdruckmessgerätes	
wird entfernt:] hm, (1) | (...) wenn sie sich	
jetzt mal hier hinlegen, dann können wir	
ihre reflexe (durchblutung) und so; eh; so	
laufen, alles ist normal, auch kein	

schwindel oder so was ne? ist der	nee,
schmerz denn wenn sie sich jetzt	
hinlegen stärker oder, (0,7) unverändert;	ich glaub dat macht keinen
macht keinen; ja; (kein zweifel;) (0,5)	unterschied; ob ich liege oder nicht.
(...) die decke gucken, (3,5) [leise:] ja,	
mhm, (... (2,7) ...) (2,8) ja, is gut; (1,1)	
(...) (4,5) die muskulatur ist auch nicht so	
verhärtet, hier unten ein bisschen. (9,9)	
(...) ja, | ehm::; (1) (hab ihre) reflexe	
(überprüft); taubheit oder kribbeln in den	
fingern nich ne?	
	nee; (2)
[leise:] haben sie mit der regel	
(symptome) eh; zusammenhänge; haben	
sie (...) blutung (...) sind sie denn, haben	dat (...)
sie keine probleme? | zyklus ist auch	
normal?	
	ja.
so hormonell kann da nix sein?	
	nee,
schwanger sind sie nicht?	
	nee, [lachend:] gott; | (1,8)
(...) <(3,6)> mussten draußen so	<leise klopfende geräusche>
lange warten; (0,3) muss für zwei	
kollegen (...) vertreten, da muss ich für	
drei praxen praktisch den dienst machen;	
das ist nen bisschen viel.	
	ja, ich bin ja glücklich dass ich überhaupt
ja;	noch ran gekommen bin.
ja, (das ist) (...) (1) wenn sie sich eh ehm;	
jetzt mal hinSTELlen? ne, <(2,4)> (...) sie	<undefinierbare störgeräusche>
sind doch einsachzig groß ne?	
	ja; (0,8)
hier tut nix weh ne?	
	nee; (5,8)
ehm; (1,7) (...) tut das weh?	
	mm; [*Verneinung*]
(...) (0,9) (...) (1) also da haben sie schon	
eine muskelverhärtung,	
	mhm,

hier auch son bisschen; (4) ja, ähm, das	
(kommt) grad noch mal hin, also vom	
KREISlauf vom blutdruck kommt es nicht,	
nur weil das nicht vom auge kommt, weil,	
eh auge ist aber auch prima hau/; es ist	
aber auch keine erkältung, keine	
entzündung, [leise:] ich wollt grad	deswegen ja, das;
(warten sie mal) (...) (1,5) (jetzt machen	
wir erstmal bei den) zähnen, (...), (0,5)	
sehen aber auch ganz gut an sich aus,	naja;
ne? | (1,1)	
	ich war auch letzte woche (0,3)
(a / aber das is;)	[lauter:] beim zahnarzt, | gerad wieder
ja (das ist auch so;)	[lauter:] der hat mir zwar eine stelle
ja, aber nix schlimmes;	gemacht, | aber ansonsten ist alles
	in ordnung.
ehm, also sie haben; ich würde gerne	
ZWEI dinge machen; einmal die	
neuraltherapie [schnell:] oder	
quaddeltherapie, | son schmerzmittel;	
so ganz kleine quaddeln, die (wi/) eh	
unter die haut spritzen; das wirkt sehr	
rasch; dasis [schnell:] von der von der	
wirbelsäule | oder sind sie da sehr	
ängstlich?	
	oh gott; [lachend:] NEIN; | nee; also so ne
ja das (müsste) ganz;	spritze das muss ich (mir jetzt nicht noch
NEE?	geben). nee. (0,3)
sind sie kein freund von ne? dann	
schreibe ich ihnen ein ähnliches mittel	
aber in eh tropfenform auf; [schnell:]	
tabletten eh also tabletten oder so am	
besten am besten, |	
	ja,
tabletten, die die muskulatur entspannen,	
lockern, UND tropfen die den schmerz	
nehmen. ne? und ehm, das machen sie	mhm;
heute und dann sehen wir uns morgen	
vormittag wieder;	
	mhm;

wenn es morgen vormittag deutlich	
besser ist, dann untersuch ich sie auch	(mhm)
noch mal; dann brauchen wir nichts	
weiter zu machen; wenn es morgen nicht	
besser ist, dann muss ich sie eh zu	
einem (eh) röntgeninstitut schicken für so	
schichtaufnahmen vom kop/ [seufzend:]	
kopf; | da müssen sie sich in eine röhre	ja;
legen; da werden dann so; das dauert so	
eine stunde, zwei stunden so	
schichtaufnahmen gemacht.	
	mhm,
etwas aufwendig, aber das muss man	
dann doch machen ne? ich meine schon;	
obwohl es also sie haben da auf jeden fall	
diese verspannungen (in den	
nackenmuskeln); [leiser:] verspannungen	
hm; | haben sie da schon mal	
medikamente genommen dagegen?	
schmerzmittel oder so was oder	
brauchten sie das bis jetzt nicht?	ich hab aspirin jenommen,
ja,	das problem ist nur; dass die nie lange
nee; das stimmt.	jeholfen haben; also immer nur zwei
	stunden oder so,
ja, ja;	und (0,3) selbst in den zwei stunden war
ja; ich geb ihnen mal tabletten mit,	der schmerz nicht komplett weg,
die etwas stärker sind [schnell:] eh die	
DEUTlich stärker sind | als das aspirin,	hm,
und die länger wirken,	
[lautes einatmen: (0,7)] und es gibt, wie	
viel wiegen sie so; um die sechzig kilo	
oder mehr?	
was meinen sie so ne?	ja, mehr als sechzig.
[schnell:] können sie das so; ja; |	vierundsechzig, fünfundsechzig;
und eh; ich schreib ihnen eh ehm ich	
schreib ihnen eh tabletten auf, die die	
muskulatur entspannen und tropfen,	
[langsam:] eh die gegen kopfschmerzen	
sind. | VIEL trinken im moment ne?	mhm;
nebenwirkungen von den tropfen, man	

<table>
<tr><td>kann da etwas mehr schwitzen als sonst;</td><td></td></tr>
<tr><td>das kommt von den tropfen ja? und dann</td><td>ja,</td></tr>
<tr><td>kommen sie morgen so zwischen zehn</td><td></td></tr>
<tr><td>und elf noch mal rein oder?</td><td></td></tr>
<tr><td><schritte></td><td><ok; (1,2)></td></tr>
<tr><td>[die zuordnung der schritte zum arzt ist</td><td></td></tr>
<tr><td>nur vermutet]</td><td></td></tr>
<tr><td>hm; (2,4) dass es jetzt eine gehirnblutung</td><td></td></tr>
<tr><td>oder ein tumor | <oder sowas brauchen</td><td><undefinierbare störgeräusche></td></tr>
<tr><td>wir jetzt nicht zu denken, also das es</td><td></td></tr>
<tr><td>was schlimmes is; > (0,3)</td><td></td></tr>
<tr><td>(das können wir ausschließen;) ></td><td>das können sie ausschließen?</td></tr>
<tr><td>also mit hundertprozentiger sicherheit</td><td></td></tr>
<tr><td>nicht, ne?</td><td></td></tr>
<tr><td></td><td>hm,</td></tr>
<tr><td>nur; das fing also gerade so bei; (0,4) bei</td><td></td></tr>
<tr><td>einer gehirnblutung ist es so; das ist son</td><td></td></tr>
<tr><td>eh kopfschmerz auch wo mit</td><td></td></tr>
<tr><td>sehstörungen einhergeht;</td><td></td></tr>
<tr><td>und wo sie dann auch ein kribbeln im fuß</td><td>[leise:] ah ja, ok; |</td></tr>
<tr><td>oder in den beinen haben,</td><td>mhm,</td></tr>
<tr><td>oder (wat mit) mit schwäche in (den</td><td></td></tr>
<tr><td>armen) haben.</td><td></td></tr>
<tr><td></td><td>mhm,</td></tr>
<tr><td>aber das haben sie nicht, da ist ja alles</td><td></td></tr>
<tr><td>ganz wunderbar ne? <(0,7)> [tippt auf</td><td><quietschendes geräusch></td></tr>
<tr><td>einer computertastatur:] aber <das ist></td><td><piependes computergeräusch></td></tr>
<tr><td>schon ein kopfschmerz, den ich jetzt so</td><td></td></tr>
<tr><td>ganz eindeutig auch nicht (0,3)</td><td></td></tr>
<tr><td>aus(0,2)sortieren kann; |</td><td>[husten]</td></tr>
<tr><td><sehr> eh sehr viel STRESS dabei auch;</td><td><piependes computergeräusch></td></tr>
<tr><td>haben sie prüfungsstress oder klausuren</td><td></td></tr>
<tr><td>[tippt auf computertastatur:] oder?</td><td>ne hausarbeit schreib ich gerade;</td></tr>
<tr><td>ja,</td><td></td></tr>
<tr><td></td><td>aber, (1,9) also ich habe ja schon öfter</td></tr>
<tr><td></td><td>schon mal eine hausarbeit geschrieben,</td></tr>
<tr><td></td><td>davon habe ich noch nie so</td></tr>
<tr><td>ja,</td><td>kopfschmerzen gekriegt. [kurzes lachen]</td></tr>
<tr><td></td><td>(1,4)</td></tr>
<tr><td>AUGenarzt, eh waren sie aber nicht die</td><td></td></tr>
</table>

letzte zeit? hm,	
	e:hm,
beim augenarzt, so (...)	also das ist schon so drei monate her
ja,	oder so; das ich das letzte mal; aber da
	ist alles in ordnung gewesen. (5,1)
ja, (3) ich schreib ihnen genau auf, wie	
sie es machen sollen ne? |	
<undefinierbares lautes geräusch>	<mhm,>
[blättert bzw. bearbeitet papier: (9,6)]	
[macht den kuli schreibbereit: (0,2)]	
	[räuspern] (0,5)
[unregelmäßig schreibend:]	
sind sie denn a/ am anfang mit dem	
studium oder schon weit?	
	ja, also (0) in der mitte ungefähr.
<die meiste> arbeit also;	<tür wird geöffnet>
	[*unbekannte frau, wahrscheinlich*
	arzthelferin:] bitte schön, |
danke, mhm; <(2,1)>	<tür wird geschlossen>
mydocalm (ist), das mydocalm das wirkt	
muskelentspannend,	
	mhm,
und die novalgintropfen, (...) novalgin,	
(...), (1) [husten] (0,6) das sind tropfen,	
die vom magen gut verträglich sind, (0,3)	
die ehm gerade bei kopfschmerzen auch	
bei so spannungskopfschmerzen gut	
helfen; |	
	mhm;
man nimmt <zwanzig tropfen> in ein	<undefinierbares störgeräusch>
kleines glas wasser. dreimal am tag oder	
kann auch viermal am tag; das schreibe	
ich in klammern.	
	ok.
und die mydocalm-tabletten, die mus/ die	
wirken muskelentspannend; immer nach	
dem essen nehmen ne?	
	ok.
und die tropfen in ein kleines glas wasser	
tun.	

	mhm,
und morgens aber ruhig so gegen elf uhr	
kurz hier sein, damit ich dann dazwischen	
gucke ob es besser wird.	
ja?	ok, alles klar.
wenn in der irgendwie heute abend oder	
so was schlimmes [schreibend:] sein	
sollte, ich schreib ihnen dann noch meine	
handynummer auf,	
	mhm;
wenn irgendwie schlimm was ist. (0,8)	
aber ich vermute das dadurch ganz gut	
wird. (4) | [öffnet schublade: (0,8)]	
[arbeitet mit bürogeräten: (4,1)]	[*vermutlich tacker und/oder stempel*]
ja? [schließt die schublade:] alles klar; |	
<(3) (… (2,3) …)> eh erst das essen,	<laute störgeräusche> [*verursacht durch*
dann die tropfen und die tabletten	*die bewegungen des versteckten*
nehmen,	*mikrofons, da die patientin ihre tasche*
	aufnimmt]
	also immer nach dem essen;
nach dem essen und so; und hinlegen;	mhm;
und VIEL TRINKen, viel flüssigkeit jetzt;	
	ok.
ja? MO/ heute nachmittag machen sie	
nix; ne? da/	
	nee; nix mehr.
(…)	
	[leise:] ich geh jetzt nach hause. |
[lauter:] alles gute; bis morgen,	
	ja;
<gegen elf ja?> |	<störgeräusche>
	schönen tag noch; tschüß;

10. Sach- und Stichwortverzeichnis

A

Adjektiv 74, 79

Adverb 125, 128, 146 f., 160

Allgemeinarzt 51, 60, 165

Anamnese 45, 63, 80 f., 83 – 86, 87 ff., 93 – 97, 123, 127, 130, 132 f., 140 f., 145, 150, 172, 174 f.

Arzt-Patient-Beziehung 52, 60, 64, 70, 85, 106, 108, 123, 148

Arzt-Patienten-Interaktion 16, 51 f., 56, 64, 72 f., 80, 83 f., 93 f., 100, 117, 170

Asymmetrie 18 f., 22 f., 25, 99 ff., 109 ff.

Ausdrucksökonomie 74

B

Behandlungskonzept 110 f., 119, 176, 178, 181 f.

kooperativ 103, 106 f., 109, 180

paternalistisch 103 – 106, 110, 179 f., 182 f.

psychosozial 66, 70, 79, 107 ff., 118 f., 180, 182

somatisch 51, 107, 109 f., 178, 180, 182 f.

Beobachterparadoxon 116, 181, 185

Betonung 129, 134, 170

Bundesärztekammer 57

C

Code 20

Compliance 48, 91 f., 102 ff., 156

Critical Discourse Analysis 30 – 33, 36 f., 181

D

Diagnose 45, 76 f., 81 – 85, 89 – 92, 104 f., 131, 133, 142, 150 – 155, 172 f.

Dialekt 132, 142 ff.

Dienstleistungsverhältnis 62

Dominanz 19, 22, 24 f., 29, 100

E

Einfluss 19 – 22

Emotion 62 – 66, 74, 79 f., 90 f., 98, 104 f., 107, 142 f., 148, 158

Entscheidungsfrage 81, 140, 147, 149, 175

Expertenwissen 73, 75 f., 171

F

Facharzt 48, 115

Fachsprache 73 – 76, 78, 83, 100

Famulatur 66

Frage-Antwort-Schema 45, 81, 92, 94, 128, 132, 137, 172

Fragmentierung 63, 130

Fremdwahl 20, 94, 132, 148

G

Gebührenordnung 53

Gesprächsatmosphäre 56

H

Haftung 52 f.

Hausarzt 48, 51, 56, 64, 68, 101, 112, 115, 117, 131, 165

Heterogenität 15, 70

Hidden power 34, 47, 182

Hierarchie 18 ff., 23 f., 32

Hörrückmeldungen 94, 98f., 125, 130, 134 f., 139, 162 ff., 175 f.

I

Ideologie 30, 32

Illokution 21 f.

Image 26, 53, 74, 79, 117

Informationspflicht 53

Institution 13, 24, 29, 37, 49, 56 ff., 61, 63 f., 66, 68 – 71, 76 f., 87, 96, 101, 106, 165

Interdisziplinarität 30, 41

Intonation 21, 23, 45, 47, 125, 130, 135, 138 f., 154, 162 f.

K

Kompositum 77

Kommunikation 15 f., 18, 34, 36, 48 f., 75 f., 101, 123, 181, 183 f.

Konjunktion 130, 146 f., 162, 164

Konsultation 58, 60, 67, 72, 83 f., 87, 92, 102, 110 f., 114 ff., 126

Konsultationsstruktur 84

Konvention 123, 124, 126, 133

Konversationsmaxime 22

Kopfschmerz 77, 125, 127 f., 137, 140 – 146, 174

Krankenhaus 56 f., 63 f.

L

Linguistik 18, 23 f., 31, 37, 181

M

Macht 16, 18 f., 22, 23, 25 f., 27 – 30, 32 – 38, 41 f., 46 f., 110 f., 169, 174, 177 f., 181 – 184

Machtdimension 46 f., 172, 176 f., 179 f., 184

- außersprachlich 46, 176 f.
- autoritativ-administrativ 45, 174 f., 178 f.
- kognitive 45, 171, 178, 180
- prosodische 45, 169 ff.
- nonverbale 46
- normative 45, 146, 172 ff., 178 f.

Machtinstrumente / -mittel 17, 119, 172

Machtkonzept 16 ff., 25, 33, 35 – 38, 184

Machtpotenzial 18, 46, 49, 182

Machtressourcen / -quellen 29, 33, 46, 109, 176 – 179, 182

Merkmalsbündel 41 f.

Migräne 131, 133, 137

Mikropolitik 181

Modalverb 159, 166

N

Neuraltherapie 155, 158, 162, 170 f.

Nomenklatur 73

Normativität 37

O

Objektivierung 50, 92

Overlap 93 ff., 125 ff., 144

P

Partikel 124, 126, 139

Patientenzentriertheit 51, 110, 137

Pause 78, 95, 122 ff., 128, 135 f.

Power behind discourse 33 ff.

Power in discourse 33 f., 41

Präventivmedizin 52

Preclosing 92

Professionalität 67, 74

R

Rahmenbedingungen 42, 54, 56, 64 f., 114, 177, 181, 183

Rederecht 24, 88, 93 – 96, 126, 129, 132, 134 f., 144 f., 175 f., 179

Reparatur 78, 125 f., 147

Rollenbilder 64, 67, 96, 100

Rollenwahrnehmung 70 f.

S

Selbstkorrektur 146, 167

Selbstwahl 45, 93 f., 127, 136

Shared-Decision-Making 105 f.

Simultanpassage 134, 139, 158 f.

Sozialisation 51, 64 ff., 68 ff., 105

Soziolinguistik 20, 24, 26, 37, 181

Soziologie 31

Spannungskopfschmerz 141, 145 ff.

Sprachstil 26, 95, 167

Sprechakttheorie 21 f., 34, 42, 45

Standardisierte Patienten 112 f., 115 f., 125, 129, 132, 136, 152, 159, 163, 168, 177, 184 f.

Stereotype 26, 70, 80

Strategische Organisationsanalyse 39

Substantiv 74

Syntax 75, 95, 144

T

Themenstruktur 85, 96 ff.

Therapie 45, 90 ff., 103, 105 f., 150, 152, 153 – 167, 170 – 173, 176, 178 f.

Transkript 117, 119 f., 150, 178, 181 f.

Turn 94 ff., 125 – 129, 131 – 137, 139 – 141, 144 f., 147 ff., 159, 162, 169 f., 175

U

Unterbrechungen 29, 45, 71, 87, 93 ff., 125 ff., 129, 134, 144, 169

V

Varietät 21, 23, 49, 81, 142

Verb 74

Versprachlichungskompetenz 84

Verzögerungssignal 78, 125, 130 f., 136, 138 f., 161, 165, 169

W

Wissensgefälle 72

Wissenstransfer 79 ff., 83

Z

Zeitwahrnehmung 60

FORUM FÜR FACHSPRACHEN-FORSCHUNG

Die Bände 1 bis 77 sind im Verlag Gunter Narr erschienen und dort zu beziehen.

Band 78 Hartwig Kalverkämper: Textsortengeschichte und Fächertradition. Systeme im Wandel zwischen französischer Klassik und Aufklärung (1650–1750). ISBN 978-3-86596-175-4

Band 79 Jin Zhao: Interkulturalität von Textsortenkonventionen. Vergleich deutscher und chinesischer Kulturstile: Imagebroschüren. 386 Seiten. ISBN 978-3-86596-169-3. EUR 39,80

Band 80 Klaus-Dieter Baumann / Hartwig Kalverkämper [Hg.] Fachtextsorten – in – Vernetzung. Interdisziplinäre Innovationen. ISBN 978-3-86596-160-0

Band 81 Henrike Täuscher: Fachlichkeit in der Werbung für Laien: Deutsche und französische Anzeigen im Vergleich. ISBN 978-3-86596-162-4

Band 82 Tim Peters: Macht im Kommunikationsgefälle: der Arzt und sein Patient. 212 Seiten. ISBN 978-3-86596-181-5. EUR 29,80

Band 83 Hans P. Krings / Felix Mayer (Hg.): Sprachenvielfalt im Kontext von Fachkommunikation, Übersetzung und Fremdsprachenunterricht. Für Reiner Arntz zum 65. Geburtstag. 530 Seiten. ISBN 978-3-86596-192-1. EUR 39,80

Frank & Timme

Verlag für wissenschaftliche Literatur